どこまでできるか
ラリンジアルマスク

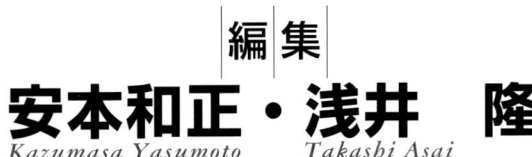

エビデンスに基づく
有用性と限界

編集

安本和正・浅井 隆
Kazumasa Yasumoto   *Takashi Asai*

克誠堂出版

執筆者一覧

【編　集】

安本　和正 ■ 昭和大学医学部麻酔科学教室
浅井　　隆 ■ 関西医科大学麻酔科学教室

【執筆者】
（執筆順）

浅井　　隆 ■ 関西医科大学麻酔科学教室
狩谷　伸享 ■ 大阪市立大学大学院医学研究科
　　　　　　麻酔・集中治療医学
竹中伊知郎 ■ 新日鐵八幡記念病院麻酔科
青山　和義 ■ 新日鐵八幡記念病院麻酔科
青柳　光生 ■ 千葉市立青葉病院麻酔科
小日向浩行 ■ 東京医科歯科大学大学院医歯学
　　　　　　総合研究科心肺制御麻酔学
中沢　弘一 ■ 東京医科歯科大学大学院医歯学
　　　　　　総合研究科心肺制御麻酔学

序　文

　この20年において麻酔科領域で最も大きな発明は何かと尋ねられたならば、私は躊躇することなくLMAと答えるであろう。Dr. Brainが心血を注いで考案したLMAは挿管困難症に対して福音となるなど、多方面において重宝され、現在の麻酔管理には不可欠な存在となり、その結果麻酔法も随分と変わってきた。しかし、増えたと言ってもヨーロッパの諸国に比べると我が国における使用頻度は驚くほど低く、先進国において唯一LMAがあまり使われていない国という評価を受けているようである。その理由は、何と言っても気管挿管に比して気道の気密性が低い、即ち陽圧換気が十分に行い得ないのではないか、あるいは誤嚥の危険性が高まるという危惧があるためであろう。各種LMAのうちでは、現在ProSeal™の販売数が一番多いことからも、この推論は当たっていると思われる。しかし、これらが全くの杞憂であることは、既に諸家の報告を見ても明らかであり、LMA使用時の誤嚥発生率は僅かに0.02％で、気管挿管時と同じと言われている。従って、絶対的存在が一番という日本人特有の気質がLMAの受け入れを阻んでいる、と考えている。

　一方、最初に開発されたClassic™に引き続き、次々と、使用目的に沿って新しいタイプが考案され、LMAの適応が拡がるとともに安全性も向上し、LMAは進化している、と表現されることもある。この進化しているLMAを十分に活用するには、まずはその特性を理解して正しく使用すべきである。LMAの市販が開始された早々、使用法を記した解説書が出版されたが、それから十余年の月日が過ぎ、進化にともなって使用症例数も爆発的に増加し、LMAに関する論文は各雑誌に毎月のように掲載され、LMAに対する認識も大きく変わってきた。

　そのため、一昨年、入門書に近いものとして「最新ラリンジアルマスク」（安本和正編、克誠堂出版、2005年）を出版したが、編集を企画したときから、続けて最先端のエビデンスに基づいてLMAの使用を方向付ける本の出版の構想も抱いていた。その背景は、熱心な愛好者の一部が以前は禁忌とされた病態に対しても積極的に使用し、自らの経験を根拠にLMAの適応拡大を主張している事に、Dr. Brainから指導を受けた私は違和感を覚えた為である。腹臥位の手術、片肺換気を行う肺手術、冠動脈バイパス術などにLMAを積極的に用いる必要があるだろうか。それらの報告を聞きかじった、不慣れな人が安易にまねることは極めて危険である。

　本書は最先端の知識を網羅した解説書を目論んだため、現在最もLMAに精通している浅井隆先生に共同編集をお願いした。期待に違わず、昨年の晩夏に行った編集作業は心躍るもので、一日も早くゲラ刷りを見たいと思ったものである。執筆者は何れも第一線で活躍しているエキスパートであり、LMAについて疑問を抱かれた時、本書を紐解いていただければ、きっと役立つ知識が得られるものと期待している。

本書の出版に当たり、体調不良にもかかわらずご協力を頂いた克誠堂栖原イズミ氏に感謝申し上げるとともに、本書からLMAに対する正しい考えが伝わり、LMAを用いた質の高い麻酔管理が遂行されたならば、編集者として望外の幸せである。

　平成19年ゴールデンウイークを目前にして

安本和正

目　次

序文

第1章　どこまで気管挿管にとって代われるか？　　浅井　隆　1

1　はじめに … 2
　1．ラリンジアルマスクの人気　2
　2．どこまで気管挿管に代われるか？　3

2　適応の判定基準 … 4
　1．誤嚥性肺炎の危険性が低いか？　4
　2．気道確保が困難となる危険性が低いか？　5
　3．気管挿管に比して利点があるか？　5
　4．気管挿管の補助具として使えるか？　5

3　誤嚥性肺炎の危険度で判断しよう … 5
　1．患者要因　6
　2．手術要因　7
　3．麻酔要因　7
　4．器具要因　7

4　気道確保の確実性で判断しよう … 8
　1．気道閉塞の有無　8
　2．過度の気道内圧　8
　3．事故抜管の危険性　9

5　気管挿管に比し利点があるかで判断しよう … 9

6　気管挿管の補助 … 10

7　判定基準にまつわる問題点 … 10

8　結語 … 12

第2章 適切な麻酔が必要　　　　　　　　　　　　浅井　隆　15

1 はじめに ……………………………………………………………… 16

2 筋弛緩薬なしで挿入しよう …………………………………………… 16
1. 静脈麻酔薬ならプロポフォール　16
2. プロポフォールの投与量調節法　17
3. 他の静脈麻酔薬を使う場合　18
4. 吸入麻酔薬　18
5. 気道合併症を減らす挿入のコツ　18
6. LMA ProSeal™の挿入　19

3 適切な麻酔深度を保とう ……………………………………………… 19

4 自発呼吸か陽圧換気か？ ……………………………………………… 21
1. 換気法による違い　21
2. 換気設定を見直そう　22
3. ProSeal™では陽圧換気　22

5 スマートに抜去しよう ………………………………………………… 22
1. 覚醒のタイミングを理解しよう　23
2. いかに早く退室させ得るか　23

第3章 挿入のコツ　　　　　　　　　　　　　狩谷伸享・浅井　隆　27

1 はじめに ……………………………………………………………… 28

2 通常型LMA（LMA Classic™）挿入のコツ ……………………… 28
1. 声門に迷入させない　28
2. 喉頭蓋を押し倒さない　31
3. マスクを反転させない　31
4. 頭頸部をスニッフィング位にする　31
5. カフを膨らませるときにチューブを保持しない　33

3 Classic™の位置確認のコツ ………………………………………… 33

4 挿管用LMA (LMA Fastrach™) 挿入のコツ ... 34

5 Fastrach™を介した気管挿管のコツ ... 34
1. マスク開口部を声門の真正面に向ける　34
2. 食道挿管を防ぐ（Chandy法）　35

6 LMA ProSeal™挿入のコツ ... 37
1. 専用挿入器具の使用　37
2. ブジーの使用　37

7 ProSeal™の位置確認のコツ ... 38
バブル法　38

8 挿入後の固定のコツ ... 39
チューブを反り返らせない　39

第4章 気道確保における多彩な機能　竹中伊知郎・青山和義　43

1 LMAを用いた気管挿管 ... 44
1. Classic™、Fastrach™を用いた挿管法の利点と欠点
　—気管支ファイバースコープ挿管法と比較して　44
2. Classic™を用いた気管挿管法　47
3. Fastrach™を用いた経口気管挿管　53
4. Classic™およびFastrach™を用いた挿管中の換気　58

2 LMAを用いた気管チューブ交換 ... 62

3 気管チューブ抜去時のLMAの使用 ... 62
1. 円滑な麻酔覚醒（抜管時のバッキングや咳を防ぐ）　62
2. 喉頭の状態の評価　63

第5章 挿管困難症例に対するLMAの役割　青柳光生　67

1 はじめに ... 68

2 ガイドライン、アルゴリズム ... 68

1. Benumofのアルゴリズム　68
　　　2. 米国麻酔科学会（ASA）の気道確保困難時のガイドライン　71
　　　3. 英国の気道確保困難時（DAS）のガイドライン　71
　　　4. ガイドラインにおけるLMAの役割　71

3 挿管、換気困難な症例におけるLMAの成功率　76

4 LMA ProSeal™挿入、換気困難の頻度と原因　76

5 不安定頸椎症でのLMAを用いた気道確保　78
　　　1. 不安定頸椎症　78
　　　2. 気道確保法　79

6 まとめ　80

第6章 どんな手術時に使えるか？〈一般篇〉　浅井　隆　83

1 適応の決め方　84

2 一般的適応　85

3 乳房切断術、鎖骨手術　85

4 眼科手術　86

5 耳鼻科手術　86
　　　1. 耳内手術　86
　　　2. 扁桃摘出術、アデノイド切除術　86
　　　3. 副鼻腔手術　88

6 放射線治療　88

7 覚醒下開頭術　88

第7章 どんな手術時に使えるか？〈応用篇〉　小日向浩行・中沢弘一　91

1 腹腔鏡手術　92

2 肺手術　94

- **3** 気管切開 95
- **4** 歯科・口腔外科小手術 96
- **5** 腹臥位手術 98
- **6** 長時間手術とLMA 100

第8章 最新情報　　浅井　隆　105

1 最新LMA情報 106
1. ディスポーザブル器具　106
2. 小児用ProSeal™　108
3. LMA C-Trach™　108

2 その他の声門上器具 109
1. ラリンジアルチューブ　109
2. コブラエアウェイ　109
3. PAXエアウェイ　111
4. AMDエアウェイ　111
5. I-gelエアウェイ　111
6. SLIPAエアウェイ　112
7. Elishaエアウェイ　112

3 結語 113

索引　115

LMA Classic™ →

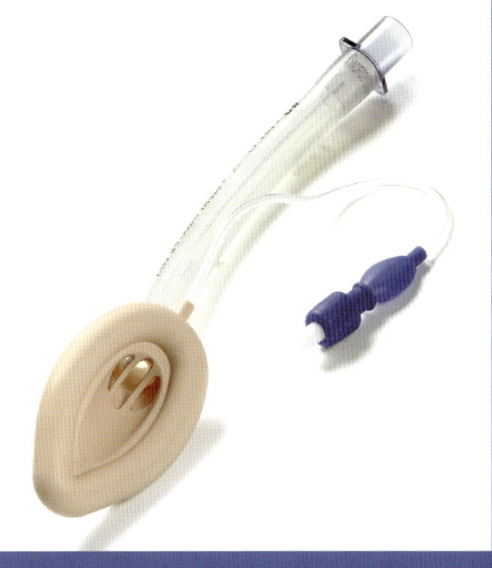

← LMA Flexible™

LMA Fastrach™ →

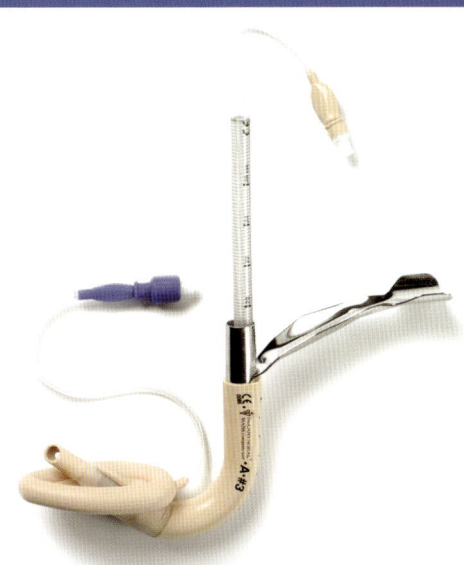

ラリンジアルマスク一覧

ラリンジアルマスク 一覧

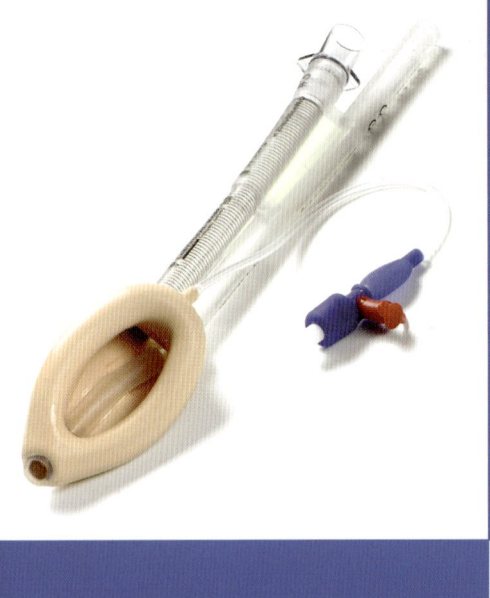

← **LMA ProSeal**™

LMA Unique™ →
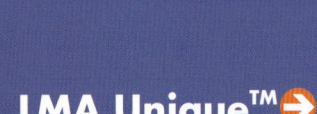

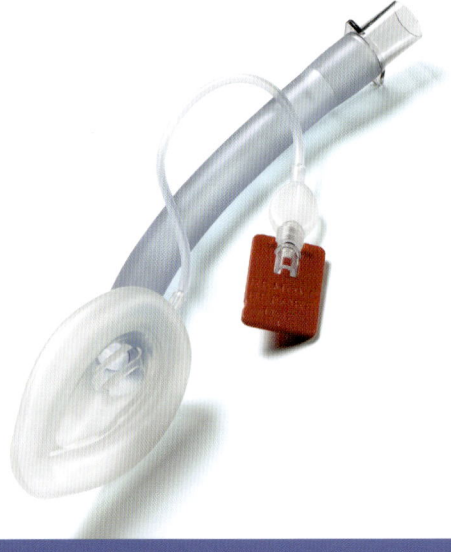

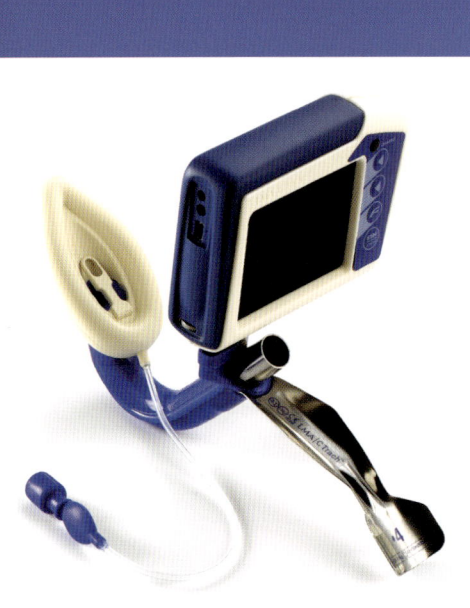

← **LMA CTrach**™

第1章
どこまで気管挿管にとって代われるか?

1 はじめに
2 適応の判定基準
3 誤嚥性肺炎の危険度で判断しよう
4 気道確保の確実性で判断しよう
5 気管挿管に比し利点があるかで判断しよう
6 気管挿管の補助
7 判定基準にまつわる問題点
8 結語

1 はじめに

1. ラリンジアルマスクの人気

　ラリンジアルマスク（laryngeal mask airway、以下LMA）が1988年に英国で臨床に導入されてから20年近くが経ち、その有用性には疑いがない。海外、特に英国圏では、LMAの普及率は高く、全身麻酔を受ける症例の半数以上で用いられている施設もまれでない[1]。現在まで推定200,000,000人で使用されたとされている。この爆発的な人気は臨床使用にとどまらず、膨大な数の論文によりその安全性や改善点が検討されてきた（図1、表1）。

　当初、体表面の手術、四肢や鼠径ヘルニア手術など、フェイスマスクが適応と考えられる症例で用いられていたが、乳房切断術や鎖骨手術中など、それまで気管挿管がなされていた症例でもどんどん用いられるようになった[2]。また開発時には予想もできなかったさまざまな使用方法が報告され、扁桃摘出術、喉頭部の生検、気管切開、あるいは心肺蘇生時への使用など、現在もその適応が広がり続けている。さらにLMAに魅了された麻酔科医が、腹臥位での手術、心臓麻酔[3]、集中治療室での数日におよぶ使用[4]、など、ありとあらゆる症例で使ったりしている。

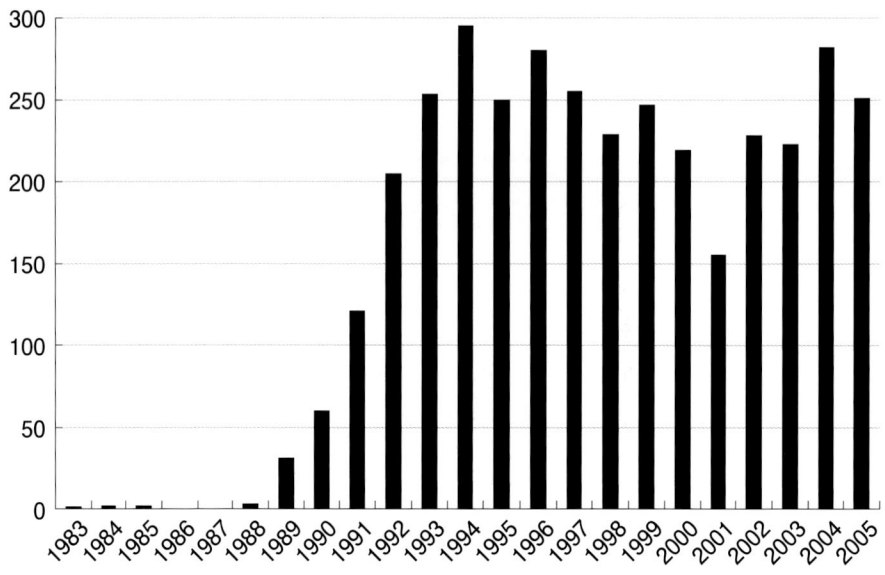

図1　LMAに関する論文数

（文献1）Brimacombe J, Brain AIJ, Berry AM. The laryngeal mask airway：A review and pratical guide. London：WB. Saunders, 1997にデータ追加して引用）

表1　主要英語麻酔雑誌によるラリンジアルマスクに関する総説と巻頭辞

Review articles	Pennant JH, White PF	The laryngeal mask airway. Its uses in anesthesiology.	*Anesthesiology* 1993；**79**：144-63
	Asai T, Morris S	The laryngeal mask airway：its features, effects and role.	*Can J Anaesth* 1994；**41**：930-60
	Brimacombe J, Berry A	The laryngeal mask airway − anatomical and physiological implications.	*Acta Anaesthesiol Scand* 1996；**40**：201-9
	Benumof JL	Laryngeal mask airway and the ASA difficult airway algorithm.	*Anesthesiology* 1996；**84**：686-99
	Asai T, Brimacombe J	Cuff volume and size selection with the laryngeal mask.	*Anaesthesia* 2000；**55**：1179-84
	Capnos G	Intubating laryngeal mask airway.	*Anaesth Intensive Care* 2002；**30**：551-69
	Cook T, Lee G, Noan P	The ProSeal laryngeal mask airway：a review of the literature.	*Can J Anaesth* 2005；**52**：739-60
Editorials	Fisher JA, Ananthanarayan C, Edelist G	Role of the laryngeal mask in airway management.	*Can J Anaesth* 1992；**39**：1-3
	Benumof JL	Laryngeal mask airway. Indications and contraindications.	*Anesthesiology* 1992；**77**：843-6
	Wilson IG	The laryngeal mask airway in paediatric practice.	*Br J Anaesth* 1993；**70**：124-5
	Asai T, Vaughan RS	Misuse of the laryngeal mask airway.	*Anaesthesia* 1994；**49**：467-9
	Maltby JR	The laryngeal mask airway in anaesthesia.	*Can J Anaesth* 1994；**41**：888-93
	Beriault MT, Maltby JR	The laryngeal mask airway in anticipated difficult airways.	*Can J Anaesth* 1997；**44**：1227-31
	Sidaras G, Hunter JM	Is it safe to artificially ventilate a paralysed patient through the laryngeal mask? The jury is still out.	*Br J Anaesth* 2001；**86**：749-53
	Preston R	The evolving role of the laryngeal mask airway in obstetrics	*Can J Anaesth* 2001；**48**：1061-5
	Cooper RM	The LMA, laparoscopic surgery and the obese patient - can vs should	*Can J Anaesth* 2003；**50**：5-10
	Asai T	Who is at increased risk of pulmonary aspiration?	*Br J Anaesth* 2004；**93**：497-500
	Cook T	The classic laryngeal mask airway：a tried and tested airway. What now?	*Br J Anaesth* 2006；**96**：149-52

2. どこまで気管挿管に代われるか？

　ではLMAは一体どこまで気管挿管にとって代われるのであろうか？　以前は、全身麻酔を受ける症例の大半で気管挿管が当たり前のように行われていた。しかし、どこまでも広がりつつあるLMAの使用により、LMAに好意的である者もない者も、気管挿管の必要性を根本から見直す必要が出てきたのは確かである。

　当然の事ながら、すべての症例でLMAが気管挿管にとって代わるとは考えにくい。例えば、心臓手術中や集中治療室での長期間の使用報告を読むと、抵抗を覚える麻酔科医は多いであろう。ではなぜこのような事象でLMAが不適切と思うのであろうか？　それは明らかに、LMAが気管挿管に比して欠点が多く、危険性が高くなるから、と判断しているからと思われる。LMAがどこまで気管挿管に代われるかを決定づける基準は、気管挿管が「必須なのか？」を判断することにかかってくるといえよう。

2 適応の判定基準

どの事象で気管挿管が必須か、すなわちどの病態でLMAが気管挿管に取って代わり得ないか、は以下の要因に基づいて判断すべきであろう（**表2**）[5]。

1. 誤嚥性肺炎の危険性が低いか？

LMAは胃内容物の逆流および誤嚥を有効に防げないため、これらの危険性のある症例での使用は原則的に禁忌である[1,2,6]。LMA ProSeal™（以下ProSeal™）は誤嚥の頻度を下げる[7]といわれているが、その使用中に誤嚥を起こしたという報告があるため[8]、やはりProSeal™を含めてLMAの使用は避けるべきである。

麻酔中の誤嚥性肺炎は、1930年代に問題視され始め、Mendelsonなどによりその原因が解明された[9,10]。以後、何十年にも渡って、誤嚥を防止するさまざまな努力が払われてきたが、気管挿管が最も有効な方法であったことには疑いがない。そのため、気管挿管の使用頻度を下げると、過去のように誤嚥性肺炎の発生率が上昇する、と危惧する麻酔科医が少なからずいるのは当然であろう[11]。事実、発売当初からLMA使用中の胃内容物の逆流や誤嚥の報告が相次いでなされ[12]、2004年には死亡例も報告された[13]。

ではLMAを使用すると、どのぐらい誤嚥の危険性があるのであろうか？　LMAの使用中に誤嚥を起こし、その後肺炎を起こした頻度は0.01〜0.02％程度と報告されている（**表3**）[14]。LMAが用いられる以前の誤嚥の頻度は0.01〜0.06％であることより[15,16]、LMA使用中と気管挿管時とで頻度にあまり差がないように見える。そのため、当初に考えられてきたほどに危険性は高くない、と思われるようになったのも事実である。しかしながら、この頻度は取るに足らないものだろうか？

Brimacombeら[13]は、LMAの使用中の誤嚥による死亡数を概算している。LMAは、2003

表2　LMA適応の判断基準

1. 誤嚥性肺炎の危険性が低いか？
2. 気道確保が困難となる危険性が低いか？
3. 気管挿管に比して、利点があるか？
4. 気管挿管の補助具として有用か？

表3　LMA使用中の誤嚥

Brimacombeら[14]	0.02%（5/24,562）
Vergheseら[40]	0.008%（1/11,910）
Jalowieckiら[41]	0.009%（2/23,271）

年までおよそ1億5千万人で使用されてきたと推測されるため、3万人で誤嚥性肺炎を起こしたことになる（1億5千万×0.02％）。そのうち5％が致死的とすると、約1500人もの人数が死亡した計算になる。年間にすると、100人が死亡していることになる。SidarasとHunterら[11]も同様の推計をしており、英国では年間に16人がLMAの使用中の誤嚥により死亡しているはずだ、としている。これらの数字を見ると、まれな頻度であろうとも無視できないことが解る。ただし誤嚥した症例の致死率が5％というのは、絶食水をしていない危険度の高い症例をも含んだ過去のデータ[16]に基づいている。このような誤嚥の危険性の高い症例ではLMAが使用されることはまれと考えられるため、これらの死亡数は過大評価であり得る[5]。しかしながら、誤嚥の危険性があれば、LMAを用いるのは賢明でないことにはかわりがないだろう。

2. 気道確保が困難となる危険性が低いか？

LMAが気管挿管に取って代われないもう一つの重要な事象は、声門以遠の閉塞が起こる危険性がある場合である[17]。また種々の理由で、LMAで十分な換気ができない場合も用いるべきではない。

3. 気管挿管に比して利点があるか？

「気管挿管が必須か？」の次に考えるべきことは、LMAが気管挿管に比して利点があるかどうか、についてであろう。気管挿管が必須でないからといって、LMAを使えば常により有効で、安全性が高くなるとは限らない。気管挿管に対する利点と欠点を比較して、LMAの適応の有無を最終的に決めるべきであろう。

4. 気管挿管の補助具として使えるか？

気管挿管が必須と考えられた症例においても、LMAが有用なことがある。それは、気管挿管が困難な場合の挿管補助具として用いる場合である。もう一つは、フェイスマスクにより換気が困難なときのレスキューとしての使用である。

3 誤嚥性肺炎の危険度で判断しよう

Brimacombeら[13]はLMAの使用中に誤嚥を発生し、肺炎となった20症例の報告を分析し、そのうち19例で誤嚥を起こす危険因子が見つかったとしている。このことから、誤嚥の危険性のある症例でLMAを用いるのは得策でないことが明らかであろう。どの症例が誤嚥の危険性が高いかは、各症例の病態による危険度のみではなく、手術、麻酔、器具の要因をも考えるべきである。

1. 患者要因

緊急手術などで絶食水がなされていない場合は誤嚥の危険性が高いと判断すべきである（**表4**）。糖尿病、頭蓋内圧亢進、横隔膜ヘルニア、イレウス、胃食道逆流などがあれば、胃内容物が停滞していることがあるため、危険性が高いと判断する。また上部消化管手術の既往があったり、骨折などの外傷を受けていたり、オピオイドなどの胃腸運動を抑制する薬物を受けていたりすると誤嚥の危険性が高くなる。陣痛時の妊婦も胃内容物が停滞していることが多い。高度の肥満では腹腔内圧が高く、横隔膜ヘルニアを有していることもあるため、誤嚥しやすいと考えるべきであろう。

胃内容物の停滞の有無のみならず、内容物の質や量によっても危険度に差がある。胃酸の誤嚥では、肺炎の重傷度は酸度と量に依存性である。最も危険性が高いのは固形成分の誤嚥で、気道閉塞とともに遅延性の肺炎を起こし、胃酸の誤嚥に比して予後は悪い。そのため、胃内に

表4　誤嚥の危険性の高い要因

患者要因	・フルストマック（緊急手術時など）	
	・胃排泄停滞状態	・糖尿病
		・頭蓋内圧上昇
		・横隔膜ヘルニア
		・イレウス
		・胃食道逆流症
		・dyspeptic symptoms
		・食道アカラシア、食道憩室
		・上部消化器手術の既往
		・妊婦
		・高度肥満
		・外傷
		・オピオイドなど胃排泄を遷延させる薬物投与
手術要因	・上部消化器手術	
	・砕石位あるいは頭部低下状態	
	・腹腔鏡下胆嚢摘出術	
麻酔要因	・不十分な麻酔	
	・陽圧換気、特に気道内圧の高いとき	
	・長時間の麻酔	
	・浅麻酔時のLMAの抜去	
器具要因	・LMAの存在	
	・不適切に挿入されたLMA	
	・LMAからガス漏れが多い場合	

固形成分や大量の胃酸が残留している場合は誤嚥性肺炎の重傷度が高いと考えるべきであろう。

2. 手術要因

手術によっても誤嚥の危険性が高くなり得ることが知られている。上部消化管の手術中、砕石位あるいは頭部低下状態で胃内容物の逆流が起こりやすくなる。また腹腔鏡下手術時の気腹により、腹腔内圧が上昇し、胃内容物の逆流が起こりやすくなる。腹腔鏡下胆囊摘出術の場合、胆汁が十二指腸から胃、口腔内と逆流するため、さらに危険性が高くなる[18]。胆汁は、胃酸に比して肺に対する毒性が強いことを知っておくべきである。

3. 麻酔要因

LMA使用中に陽圧換気で管理すると、特に気道内圧が高い場合、麻酔ガスがマスク周囲から漏れて胃内に押し込まれることがある[1,2]。胃内にガスが充満すると、胃内容物の逆流が起こりやすくなり、誤嚥の危険性が高くなる。そのため、LMAの使用時には陽圧換気を避け、自発呼吸を保つべきであると考える者もいる[11]。

麻酔時間が長いほど、誤嚥の危険性が高くなると考えるべきである[2]。その理由の一つとして、陽圧換気で管理されている場合、胃内に押し込まれていく麻酔ガス量が時間とともに増加し、逆流の危険性が増えることが挙げられる。また、気管挿管やフェイスマスクで気道管理を行った症例における胃内容物の逆流頻度を研究した論文[19]により、手術時間が長かった症例のほうが短かい症例に比し逆流の頻度が高かった、と報告されていることも根拠となり得るだろう。

麻酔深度が不十分な場合は、咳、しゃっくり、喉頭痙攣などの気道反射や、嘔吐や頻回の嚥下などの消化管反応が誘発されやすくなる[1,6,20]。これらの反射は胃拡張や胃内容物の逆流を誘発し、誤嚥が合併しやすくなる[1,6]。

4. 器具要因

LMAの存在自体が胃内容物の逆流を促す可能性がある[1,21]。普段の生活で食物を摂取する際、食物により上部食道括約筋が拡張されると下部食道括約筋も弛緩し、食物が胃に入りやすくなる。そのためLMAにより上部食道括約筋が伸展されると下部食道括約筋の緊張も低下し、理論的には胃内容物の逆流の危険性が高くなる。通常、マスクの先端が上部食道括約筋に達することはまれであるが[2]、小さすぎるマスクを挿入した場合など、マスクの先端が上部食道括約筋を伸展し、逆流の危険性を高くし得る。またLMAが不適切に挿入され、食道開口部を適切に塞いでいない場合、麻酔ガスが胃内に押し込まれやすくなる[22]。LMA Classic™（以下Classic™）の場合、気道内圧が17〜20cmH$_2$Oでガスが漏れ出すため、気道内圧がこれらを超えると、誤嚥の危険性が高くなる。一方ProSeal™はカフと咽頭の密着性を高くする工夫がされており、ガスが漏れ出す圧は約25〜30cmH$_2$Oであり、通常の換気設定でガス漏れを起こ

す危険性は低い[23]。その上、胃内にガスが流入しても、ProSeal™を介して胃管を挿入し得るため、理論的には誤嚥の危険性をさらに低下させることができる利点がある。

4 気道確保の確実性で判断しよう

1. 気道閉塞の有無

　全身麻酔中に気道閉塞を起こす可能性がある場合は、LMAを使用すべきではない（**表5**）。例えば喉頭浮腫や縦隔腫瘍などによる気道閉塞が起こる危険性がある場合、気管挿管ではチューブを閉塞部位以遠に進めることにより、閉塞を回避させ得るが、LMAでは不可能である。また舌扁桃肥大により気道が閉塞した、という報告もされている[24]。LMAは、軟口蓋、舌根沈下などによる上気道閉塞部位をバイパスできる、というフェイスマスクに対しての利点があるが[25]、それでも舌根部や喉頭蓋部閉塞などの上気道閉塞が起こり得る。そのため、解剖学的な気道閉塞の危険性が低い場合でも、気道を開通させるための頭部後屈や下顎挙上がしにくいと予測される場合には、気管挿管を選択すべきであろう。

　麻酔が浅く、筋弛緩が不十分な場合、手術刺激などで喉頭痙攣が誘発され得る。気管挿管の場合は、気道閉塞は起こらないが、LMA使用中では閉塞を起こし、低酸素血症になったり、閉塞性肺水腫を合併したりすることがある。したがって、適切な麻酔深度を常に保つ必要があるため、麻酔に不慣れな担当医は気管挿管を選択したほうがよいという考えもある[26]。

2. 過度の気道内圧

　陽圧換気中に気道内圧が高いと、LMA周囲より酸素および麻酔ガスが漏れて、ガスが胃内に注入されるのみならず、有効な換気が出来ない可能性がある。従って、極度の肥満、重症の

表5　気道確保が困難となる原因

気道閉塞	・喉頭浮腫
	・縦隔腫瘍
	・上気道閉塞（舌根沈下、喉頭蓋部閉塞、舌扁桃肥大）
	・喉頭痙攣
過度の気道内圧	・極度の肥満
	・重症喘息発作
	・多量の痰
	・溺水状態
	・手術による気道圧迫（前頸部、胸腔内手術）
	・分離肺換気
事故抜去	

喘息発作、多量の痰が存在していたり、溺水状態などの場合、気管挿管が必須となり得る。また前頸部や胸腔内手術の場合、手術操作による気管や肺の圧迫が起こり、LMAで換気が不十分となる事が危惧され、胸腔内手術で虚脱した肺を適切に膨らませるには不適切な可能性が高い。さらに、分離肺換気を必要とする場合には、LMAの単独使用では対処は不可能である。

3. 事故抜管の危険性

LMAは気管チューブに比して、術中に誤抜去や位置異常などを発生して換気が不十分となる可能性が高い。また咽頭反射や喉頭反射が十分に抑制されていない場合には、LMAが吐き出される危険性もある。この現象は麻酔からの覚醒時に、特に小児ではほぼ全例においてLMAを吐き出すことをみれば明白である。このことから、集中治療室での鎮静下の長期使用などは不向きといえよう。

5 気管挿管に比し利点があるかで判断しよう

気管挿管が必須でないからといって、常にLMAが適応となるわけではない。LMAが、気管挿管に比し、利点がある場合に使うべきであろう。

BrainはLMAを開発しようと思った理由を、以下のように綴っている[27]。

> "気管挿管は上気道閉塞を防ぎ得るが、チューブという異物を気管に挿入するため理想的とはいえず、また挿管による気道反射を防ぐために筋弛緩薬や高濃度麻酔薬の投与も必要となる。もし換気用チューブが声門に直接向き合う構造であれば、上気道閉塞を起こさせることなく、また気管に異物を挿入することなく換気が可能である。"

これを読むと、何がLMAの気管挿管に比しての利点であるかがよく解る。

LMAの利点の一つに、その挿入の簡便さが挙げられ、喉頭鏡を必要としない。気管挿管や抜管により血圧、脳圧、眼圧が上昇し、筋弛緩薬を投与しないと気道反射を誘発する可能性があるが、LMAの挿入と抜去では循環や気道に対する刺激が比較的小さい[1, 28, 29]。またLMAは、喉頭、気管内に挿入されないため、気管粘膜の損傷や壊死は理論上は起こし得ず、また咽頭痛などの術後の気道合併症が少ない。また気管挿管と違い、気管径が短くなることはないので、気道抵抗の上昇は少ない。

このように、LMAは気管挿管に比し、さまざまな利点を有している。ただ、実際の臨床においてこれらの利点はどれぐらい有益であるかについて考えるべきである。例えば、扁桃摘出およびアデノイド切除術の麻酔の際、気管挿管は当然すべき処置と考えられてきたが、施設によってはLMAが主として使用されている[30]。注目すべきことは、気管挿管の場合、手術後に気管に血液が頻回に流入するが、LMAの抜去後には気管への血液流入がほとんど認められない点である[30]。

逆に、LMAは侵襲が少ないのが特徴とされているが、術後の気道合併症は意外と高い。

表6 LMAによる出血、術後合併症発生率

出血	0～20%
喉の痛み	0～68%
嗄声	0～50%

　LMAの挿入により、咽頭からの出血は頻回に起き得るし、術後の咽頭痛や嗄声の頻度は、約30～40%にもなり得る。(**表6**)。また術後に長期に渡った舌神経麻痺や声帯麻痺も報告されている[1]。これらの気道合併症の原因は解明されていないが、過度に膨らませられたマスクによる咽頭組織や周辺神経への圧迫が原因の一つと考えられている。事実、製造元の示す最高カフ量（例：サイズ3で30ml）で膨らませると、マスクが隣接する咽頭粘膜の毛細血流を減少させる危険がある[31]。そのため、カフ圧を調節せずに長期間使用した場合、周辺組織や神経の虚血性変性を起こす危険性がある。また挿管用LMA（LMA Fastrach™）では、金属製のチューブが粘膜に圧迫を加え続ける危険性がある[32]。これらのことより、術後の気道合併症を減らすためにLMAを用いるのがよいとは言い難い。少なくとも、全身麻酔が予定されている歌手やアナウンサーの人らに、「LMAを使うから、声は大丈夫！」と安易に言わないほうがよいであろう。

6 気管挿管の補助

　気管挿管が必須の症例で、挿管が困難と予想される、あるいは不可能であった場合、LMAを気管挿管の補助具として用いることが可能である[1,2]。またフェイスマスクによる換気が不可能であった症例で、LMAの挿入により換気が可能となったという症例が数多く報告されている。そのため各国の学会あるいは研究会が、気道確保困難な症例におけるLMAの有用性を指摘している[33～35]。また挿管操作中にLMAを介して酸素や吸入麻酔薬の投与が可能であり、気管挿管の補助器具としてのLMAの役割は大きい。

7 判定基準にまつわる問題点

　以上のようにLMAがどこまで気管挿管にとって代われるかを決定づけるのは、誤嚥性肺炎と気道閉塞の危険性の有無などにより、比較的容易に判定できると思われる。しかし、実際の臨床では、各々の危険性の程度を判定するのはしばしば困難で、LMAを使用してよいか否か、については大きく意見が分かれることがあると思われる。例えば、すべての肥満症例や砕石位で手術を受ける者、あるいは腹腔鏡手術を受ける者において誤嚥の危険性が同等であるのか、麻酔時間がどのぐらい長引くと誤嚥の危険性が増すのか、陽圧換気を受けている症例は自発呼

吸を保っている症例に比して誤嚥の危険性が本当に高くなっているのか、などの判断は難しいと思われる。

　胃内容物を停滞させる要因のない症例で適切に絶食水が行われていた場合、誤嚥の危険性は本当に低いのであろうか？　絶食水を保った健常人の胃内容を調べた研究によると、平均すると酸度の高い胃液が約25mlも胃内に溜まっており、場合によっては200mlにも達することが報告されている[36]。古典的には、胃液量が25ml（0.4ml/kg）以上でpHが2.5以下であれば誤嚥性肺炎の危険性が高いとされている[37]が、この基準を当てはめると、絶食水をしている症例の約50％において誤嚥発生の危険性が高いことになり[5]、また例え胃内が空虚であっても、嘔吐反射が誘発されると、小腸の内容物が口腔内に逆流することがある事実も銘記すべきであろう[5]。

　LMA使用中の胃内容物逆流の頻度を調べた研究では報告者によって0から90％と大きなばらつきがある[21]。なぜこれほど頻度が違うのかについてはさまざまな憶測がなされているが、実のところその理由は不明である。もし誤嚥の頻度が90％もあったら、いったい誰がLMAを使うであろうか？

　これらのことより、誤嚥性肺炎の危険性の低い症例におけるLMA使用中の誤嚥の発生率が、気管挿管時の頻度に比して低いことを確認した上で、日々の臨床で使うべきだ、という議論になると思われる。しかし、麻酔中の誤嚥性肺炎の危険性が認識されて70余年が経つにも関わらず、じつは誤嚥性肺炎の危険性の低い症例で気管挿管がされていた場合での頻度は調べられたことがない[5]。そのため、LMAの使用が気管挿管に比してどれほど安全かよく解っていない。イギリスでは、LMAが頻回に用いられるが、最近はProSeal^{TM}が使われることが多い。その理由をさまざまな麻酔科医に聞いたところ、いくら絶食水を実施しても誤嚥性肺炎の危険性がないとはいえないので、ProSeal^{TM}を用い、場合によっては胃管を挿入する、というものが多かった。このことからも、常日頃LMAを用いている者でも、誤嚥に対する一抹の不安があるのは疑いのない事実であろう。

　ただ忘れてはならないのは、カフ付きの気管チューブを用いて挿管していても、誤嚥性肺炎を起こし得ることである[19]。現在使用されている高用量、低圧カフは気管内に流入する液体をほとんど防止できない[38]。実際、集中治療で長期間にわたって気管挿管が行われている症例における肺炎の多くは誤嚥によるものである[39]。

　原則的には、気道閉塞や気道内圧が高くなる場合、LMAは不適である。しかし一方、気管挿管により気道内圧がさらに上昇する危険性も考慮する必要がある。そのため、これらの利点と欠点を比較し、適応の可否を決めるべきであろう。例えば、喘息発作の既往が最近あり、手術時間が比較的長いと予測され、かつ挿管が非常に困難と予測される場合は、挿管を行った方が安全である。一方、挿管がおそらく困難と予測されるが、侵襲の小さい手術で短時間で終了する場合は、LMAによる換気でよいかもしれない。これらは絶対適応ではなく、各症例の状態、手術時間、そして各麻酔科医の技量などにより決定すべきであろう。

8 結語

　LMAがどこまで気管挿管にとって代われるかは、気管挿管が必須な症例以外で、さらにLMAが気管挿管に対して利点がある場合といえよう。ただ気管挿管が必須か否かの判定がしばしば困難なのが現状である。このような現状では、麻酔担当医の考え方の違いにより、各症例におけるLMAの使用の可否について大きく意見が分かれるのは当然である。また気管挿管が必須か否かを判定するためのエビデンスが十分にそろっていないことが、安全第一に重きを置く本邦などでLMAの役割が十分に発揮されていない大きな要因の一つであろう。もしある麻酔科医が誤嚥の危険性が低いと判断してLMAを使用したにも関わらず、誤嚥を起こして訴訟となった場合、他の麻酔科医などの専門家が、法廷で危険性が高かったと証言するかもしれない。

　LMAが本邦で確固たる役割を得るには、エビデンスとともに理論上の利点および限界点を考慮し、どの事象でLMAに役割があるかを活発に論議していく必要があろう。本書の各章を読まれると、賛成や反対の意見が出てくると思われる。各読者は、なぜ賛成なのか反対なのか、をじっくりと考えていただきたい。

KEY POINTS

- LMAは気管挿管が必須でない場合に適応となり得る。
- 気管挿管は、誤嚥性肺炎あるいは気道閉塞の危険性がある場合に必須である。
- 気管挿管が必須でないからといって、LMAの選択が適切とは限らない。気管挿管に比して、利点があると判断した上で用いるべきである。
- 誤嚥の危険性は、各症例の状態のみならず、手術、麻酔、器具の要因も検討すべきである。
- 誤嚥や気道閉塞の危険性が皆無なことはまれであり、それらの危険性の程度を判断する必要がある。
- 現在の知識では、各症例で誤嚥や気道閉塞の危険性を判定するのが困難な場合も多いため、LMAを選択した場合、これらの合併症が起こらないように常に注意しておくべきである。

【引用文献】

1) Brimacombe J, Brain AIJ, Berry AM. The laryngeal mask airway : A review and practical guide. London : WB. Saunders, 1997.
2) Asai T, Morris S. The laryngeal mask airway : its features, effects and role. Can J Anaesth 1994 ; 41 : 930-60.
3) Ghosh S, West K, Spyt TJ. An alternative airway in cardiac surgery ? Ann Thorac Surg 1997 ; 63 : 921-2.
4) Arosio EM, Conci F. Use of the laryngeal mask airway for respiratory distress in the intensive care unit. Anaesthesia 1995 ; 50 : 635-6.
5) Asai T. Who is at increased risk of pulmonary aspiration ? Br J Anaesth 2004 ; 93 : 497-500.
6) Asai T, Vaughan RS. Misuse of the laryngeal mask airway. Anaesthesia 1994 ; 49 : 467-9.
7) Keller C, Brimacombe J, Kleinsasser A, Loeckinger A. Does the ProSeal laryngeal mask airway prevent aspiration of regurgitated fluid ? Anesth Analg 2000 ; 91 : 1017-20.
8) Brimacombe J, Keller C. Aspiration of gastric contents during use of a ProSeal™ laryngeal mask airway secondary to unidentified foldover malposition. Anesth Analg 2003 ; 97 : 1192-4.
9) Asai T, Shingu K. Should Mendelson's syndrome be renamed ? Anaesthesia 2001 ; 56 : 398-9.
10) Mendelson CL. The aspiration of stomach contents into the lungs during obstetric anesthesia. Am J Obstet Gynecol 1946 ; 52 : 191-205.
11) Sidaras G, Hunter JM. Is it safe to artificially ventilate a paralysed patient through the laryngeal mask ? The jury is still out. Br J Anaesth 2001 ; 86 : 749-53.
12) Wilkinson PA, Cyna AM, MacLeod DM, et al. The laryngeal mask : cautionary tales. Anaesthesia 1990 ; 45 : 167-8.
13) Keller C, Brimacombe J, Bittersohl J, Lirk P, von Goedecke A. Aspiration and the laryngeal mask airway : three cases and a review of the literature. Br J Anaesth 2004 ; 93 : 579-82.
14) Brimacombe JR, Berry A. The incidence of aspiration associated with the laryngeal mask airway : a meta-analysis of published literature. J Clin Anesth 1995 ; 7 : 297-305.
15) Olsson GL, Hallen B, Hambraeus-Jonzon K. Aspiration during anaesthesia : a computer-aided study of 185 358 anaesthetics. Acta Anaesthesiol Scand 1986 ; 30 : 84-92.
16) Warner MA, Warner ME, Weber JG. Clinical significance of pulmonary aspiration during the perioperative period. Anesthesiology 1993 ; 78 : 56-62.
17) Asai T, Morris S. The laryngeal mask and patients with 'collapsible airways'. Anaesthesia 1994 ; 49 : 169-70.
18) Asai T. Use of the laryngeal mask is contraindicated during cholecystectomy. Anaesthesia 2001 ; 56 : 187-8.
19) Blitt CD, Gutman HL, Cohen DD, Weisman H, Dillon JB. "Silent" regurgitation and aspiration during general anesthesia. Anesth Analg 1970 ; 49 : 707-13.
20) Nanji M, Maltby JR. Vomiting and aspiration pneumonitis with the laryngeal mask airway. Can J Anaesth 1992 ; 39 : 69-70.
21) Nunez J, Hughes J, Wareham K, Asai T. Timing of removal of the laryngeal mask. Anaesthesia 1998 ; 53 : 126-30.
22) Asai T. Difficulties in insertion of the laryngeal mask. In : Latto IP and Vaughan RS (editors). Difficulties in tracheal intubation, 2nd edition. London : WB. Saunders, 1997 : 197-214.
23) Brain AIJ, Verghese C, Strube PJ. The LMA ProSeal-a laryngeal mask with an oesophageal vent. Br J Anaesth 2000 ; 84 : 650-4.
24) Asai T, Hirose T, Shingu K. Failed tracheal intubation using a laryngoscope and intubating laryngeal mask. Can J Anaesth 2000 ; 47 : 325-8.
25) Brimacombe J. The advantages of the LMA over the tracheal tube or facemask : a meta-analysis. Can J Anaesth 1995 ; 42 : 1017-23.

26) 浅井　隆、宇田るみ子、狩谷伸享、北村里恵、丹下和晃、中村久美、中村燈喜. 誌上討論会：LMAの適応と限界—メーリングリストを使った討論から—リサ 2005；12：615-26.
27) Brain AI. The development of the laryngeal mask-a brief history of the invention, early clinical studies and experimental work from which the laryngeal mask evolved. Eur J Anaesthesiol 1991；Supplement 4：5-17.
28) Barclay K, Wall T, Wareham K, Asai T. Intra-ocular pressure changes in patients with glaucoma：comparison between the laryngeal mask airway and tracheal tube. Anaesthesia 1994；49：159-62.
29) Koga K, Asai T, Vaughan RS, Latto IP. Respiratory complications associated with tracheal extubation. Timing of tracheal extubation and use of the laryngeal mask during emergence from anaesthesia. Anaesthesia 1998；53：540-4.
30) Williams PJ, Bailey PM. Comparison of the reinforced laryngeal mask airway and tracheal intubation for adenotonsillectomy. Br J Anaesth 1993；70：30-3.
31) Asai T, Brimacombe J. Cuff volume and size selection with the laryngeal mask (Review). Anaesthesia 2000；55：1179-84.
32) Brimacombe J, Keller C. Cervical spine instability and the intubating laryngeal mask ム a caution. Anaesth Intens Care 1998；26：708.
33) American Society of Anesthesiologists Task Force on Management of the Difficult Airway. Practice guidelines for management of the difficult airway：an updated report by the American Society of Anesthesiologists Task Force on Management of the Difficult Airway. Anesthesiology 2003；98：1269-77.
34) Henderson JJ, Popat MT, Latto IP, et al. Difficult Airway Society guidelines for management of the unanticipated difficult intubation. Anaesthesia 2004；59：675-94.
35) Crosby ET, Cooper RM, Douglas MJ, et al. The unanticipated difficult airway with recommendations for management. Can J Anaesth 1998；43：757-76.
36) Maltby JR, Pytka S, Watson NC, Cowan RAM, Fick GH. Drinking 300 ml of clear fluid two hours before surgery has no effect on gastric fluid volume and pH in fasting and non-fasting obese patients. Can J Anaesth 2004；51：111-5
37) Strunin L. How long should patients fast before surgery ? Time for new guidelines. Br J Anaesth 1993；70：1-3
38) Asai T, Shingu K. Leakage of fluid around high-volume, low-pressure cuffs. A comparison of four tracheal tubes. Anaesthesia 2001；56：38-42
39) Inglis TJJ, Sproat LJ, Sherratt MJ, Hawkey PM, Gibson JS, Shah MV. Gastroduodenal dysfunction as a cause of gastric bacterial overgrowth in patients undergoing mechanical ventilation of the lungs. Br J Anaesth 1992；68：499-502
40) Verghese C, Brimacombe JR. Survey of laryngeal mask airway usage in 11,910 patients：safety and efficacy for conventional and nonconventional usage. Anesth analg 1996；82：129-33.
41) Jalowiecki PO, Krawczyk LM, Karpel EK, Dyaczynska-Herman AL. Use of laryngeal mask in ophthalmic surgery：comparison with endotracheal intubation. Br J Anaesth 1997；78：A27.

（浅井　隆）

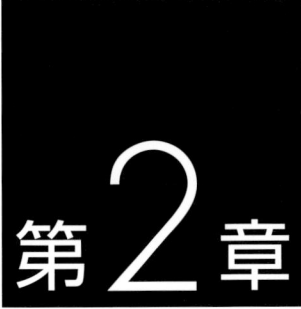

第2章
適切な麻酔が必要

1 はじめに
2 筋弛緩薬なしで挿入しよう
3 適切な麻酔深度を保とう
4 自発呼吸か陽圧換気か？
5 スマートに抜去しよう

1 はじめに

　ラリンジアルマスク（laryngeal mask airway、以下LMA）が普及した背景の一つとして、日帰りなどの短時間の手術を増やすために、麻酔法の合理化が必要となったことが挙げられる。従来は、全身麻酔を導入し、筋弛緩薬を投与した数分後に気管挿管をしていた。また手術終了後には、自発呼吸の回復を待ち、筋弛緩薬の拮抗薬を投与し、それから気管チューブを抜去して、手術室から退室させることが多かった。麻酔の導入および覚醒時間を短縮するためには、これらの操作を減らす必要があった。

　プロポフォールやセボフルランのように、作用発現時間が短く、投与中止後に速やかに覚醒が得られる麻酔薬の普及により、日帰り手術をより効率的に施行できるようになった。筋弛緩薬に関しても、その作用発現を速やかにする目的で、ベクロニウムやロクロニウムなどが開発された。しかしながら、作用発現時間と作用時間の短縮にも限界があったため、筋弛緩薬を投与しないことによる麻酔の合理化が考えられるようになった。そもそも筋弛緩薬は主に2つの目的で投与されてきた。第1は、気管挿管による気道反射を防止するため、第2は、円滑な手術を施行するために、腹筋や呼吸筋などを弛緩させることである。実際には、手術のために必要な筋弛緩は十分に深い麻酔や硬膜外麻酔で得られていることが多く、筋弛緩薬は気管挿管中のバッキングを防ぐために投与していたことが多かったようである。

　筋弛緩薬を投与することなく、気管挿管を実施するさまざまな方法が考案された。しかし成功率の高い方法では、高容量のオピオイドの投与が必要であり、短時間の麻酔に不向きという欠点があった[1,2]。一方LMAは、筋弛緩薬は不要であるし、その上覚醒を遷延させることのない麻酔薬の投与量で使用できるため、日帰り麻酔に絶好の気道確保法となった。

2 筋弛緩薬なしで挿入しよう

　LMAは筋弛緩薬を投与することなく挿入が可能であるが、不用意に挿入すると、体動、咳き込み、喉頭痙攣などを誘発する危険がある。気道反射を誘発しないでLMAを挿入するには、各麻酔導入薬の特性と必要量を知った上で、適切な薬を適量投与する必要がある。

1. 静脈麻酔薬ならプロポフォール

　プロポフォールはチアミラールに比し咽頭、気道反射を抑制する力が強い。例えば、プロポフォール2.5mg/kgあるいはチアミラール5.0mg/kg投与後に喉頭鏡を挿入し、咽頭反射の有無を調べた研究では、チアミラール群では約50%で咽頭反射があったが、プロポフォール群では1例も咽頭反射が起こらなかった[3]。また他の研究においても、プロポフォールはチアミラー

ルに比して声門を閉塞させにくいことがわかっている[4]。

　LMA挿入時の気道合併症も、プロポフォールはチアミラールに比して低いことが確認されている[5,6]。例えば、プロポフォール2.5mg/kgあるいはチアミラール4.0mg/kg投与後の、LMA挿入による気道反射の有無を比較した検討では、プロポフォール群の方が著明に頻度が低かったと報告されている[7]。プロポフォールの発売がLMAの普及に大きな役割を果たしたと言っても過言ではない。

2. プロポフォールの投与量調節法

　プロポフォールの単独投与下にLMAを挿入する事は可能であるが、喉頭痙攣などの合併症を起こさせないようにするには、コツがいる。プロポフォールの投与で問題となるのは、その必要量に個体差が大きいことである。例えば入眠させるのに必要な量は約2.0mg/kgとされているが、1.1mg/kgで入眠する者もいれば、2.7mg/kgもの量を必要とする者もいる[8]。LMAを挿入しても気道反射を起こさせないプロポフォールの投与量は、当然ながら入眠量よりも多くなるが、やはりばらつきがある。そのため平均必要量を投与した場合、理論的には50％でプロポフォールの投与量が過剰となり血圧の低下を起こす危険性があり、一方残りの50％では量が少なすぎてLMAの挿入により気道反射を起こすことになる。事実、平均必要量とされている約2.5mg/kgのプロポフォールで麻酔を導入した研究では、LMAの挿入により30～50％の症例では咳や嘔吐反射などの咽頭・気道合併症を生じている[9,10]。

　LMA挿入時の合併症の頻度を低下させるため、フェンタニルやアルフェンタニルなどのオピオイドあるいは、ミダゾラムをプロポフォールと同時に投与することなどが行われた。しかし全体として言えることは、これらの方法によっても、気道合併症が10～50％の頻度で発生し、不十分である[6]。多量のオピオイドなどを投与すればこの問題は解決するが、それにより過度の血圧低下を発生したり、短時間の手術に対しては不適切に多い投与量となるため、この方法にも限界がある。また、プロポフォールの投与後に吸入麻酔薬で麻酔深度を深くすることにより、LMA挿入時の気道合併症を低下させることができるが、この方法も数分～30分程度の手術に対する麻酔導入時間の短縮を望む場合には理想的とは言えない。

　各症例で必要なプロポフォール量を判定できれば、LMAの挿入による気道反射や、過度の血圧低下を最小限に抑えることができるはずである。従来、チアミラールの必要導入量は、睫毛反射を用いて有効に判定できていたが、プロポフォールは睫毛反射が抑制しにくいため[11,12]不適切である。また、軽いものを握った状況下にプロポフォールを投与し、手の力が抜けた時点が適切投与量と判定する方法もあるが、その時点でLMAを挿入すると、ほとんどの症例で気道反射が誘発されたという報告があり[13]、この方法も有用でない。

　新たに報告された有用な方法として、下顎挙上を用いたものがある[14]。これは下顎挙上による刺激が、LMA挿入の刺激以上であるのを利用している。具体的には、プロポフォールを投与しながら、閉眼した状態から数秒おきに両側の下顎挙上を行う。もし量が足りない場合、下顎挙上時に体動が起こる。プロポフォールを投与し続け、下顎挙上を行っても体動が起こら

なくなった時点で、LMAを挿入する[14]。その報告によると、マスクの挿入により咳や嘔吐反射が誘発された症例はなく、体動が認められたのも10%のみであった[14]。下顎挙上を行っても体動が消失した時点のプロポフォールの平均投与量は2.55mg/kgと、従来まで言われてきた必要量とほぼ同量であったが個々の症例における必要量は1.7〜3.6mg/kgと比較的大きなばらつきがあった。血圧の過剰な低下などを起こすことはなかった。これらのことより、下顎挙上法は、筋弛緩薬や過度のオピオイドなどを投与することなく、プロポフォール単独投与後にLMAをほぼ確実に挿入できる、有用な方法といえよう。

小児は成人に比し咽頭、喉頭反射が麻酔薬で抑制されにくい。そのため、大人に比してより深い麻酔をする必要がある[15]。例えばプロポフォールは最低4.0mg/kg程度が必要となる[16]。小児においても下顎挙上を用いてプロポフォール量の調節が可能であると考えられるが、その研究はいまだなされていない。

3. 他の静脈麻酔薬を使う場合

チアミラールなどの静脈麻酔薬の単独投与下に、咽頭・喉頭反射を誘発せずにLMAを挿入することは困難である[10]。いくつかの解消法が報告されているが、最も確実な方法は、チアミラールの投与後に吸入麻酔薬で麻酔を深くしてからLMAを挿入する方法である。しかしこの方法では、マスクの挿入まで数分以上かかるので、導入時に筋弛緩薬を投与するのと麻酔時間に差はないと思われる。

4. 吸入麻酔薬

吸入麻酔薬を用いて速やかに麻酔を導入するには、セボフルランが最適であろう。一方、イソフルランやデスフルランは気道刺激があるため、咳や気道閉塞を発生する事が危惧され[17]、注意を要する。

LMAを挿入しても、50%の症例で咽頭・喉頭反射や体動を起こさないセボフルランの濃度は（MAC_{LMA}）、2.0〜2.4%と報告されている[18, 19]。当然、ほぼ全例で合併症なくマスクを挿入するには、さらに高い肺胞内セボフルラン濃度が必要となる。そのため、セボフルランで麻酔を導入してからLMAを挿入できるまでの時間は、プロポフォールの場合に比して長くなる。例えば、8%のセボフルランを吸入し続けても、LMAを挿入できる状態になるには2分以上を要し、約10%で喉頭痙攣を発生する[4, 20]。確実にかつ安全に挿入するには、数分以上にわたり高濃度のセボフルランで換気をしておく必要があるだろう。

5. 気道合併症を減らす挿入のコツ

麻酔を十分に深く保っていても、円滑にLMAを挿入をしないと、嘔吐反射や咳反射を誘発してしまうことがある。発明者のBrainは、飲み込む時に通過する食物と同経路にLMAを進めるとよい、としている[6]。

飲み込む際、食物は嚥下により一気に咽頭後壁へと押しやられ、下咽頭から食道へと移送さ

れる。嚥下検査時のバリウム造影剤の移動を思い出せば、理解しやすいだろう。この時、注目すべきことは、飲み込んだ物は、誤嚥しないように舌頭部、喉頭蓋、そして気管には移動しないことである。もし食物が誤って腹側の舌根部や喉頭蓋に移動すると、嘔吐や咳反射により誤嚥を防ごうとする。これらのことから、嘔吐や咳反射を誘発することなく挿入するには、食物の移送経路と同様、舌根および喉頭蓋に触れないように、マスクを硬口蓋および咽頭後壁に圧迫しながら進めるとよい。またバリウム嚥下と同様の速度でマスクをすばやく下咽頭に進める。円滑な挿入法については次章で詳しく述べてある。

　食物を飲み込むことによって咽頭が刺激されると、声門が誤嚥を防ぐため一過性に閉鎖する。そのためLMAを挿入しても、一過性に声門が閉塞する場合がある。従って、挿入後に換気が困難であっても必ずしもマスクの位置異常とは言えず、換気が可能となるか否かを、しばらく待つとよい。気道閉塞が解除されない場合は、プロポフォールを追加投与したのちに、マスクを抜去して、再挿入をする。

6. LMA ProSeal™ の挿入

　LMA ProSeal™（以下ProSeal™）の挿入は、通常型LMA（LMA Classic™、以下Classic™）に比してより困難なため、専用の挿入器具を用いたり、あるいはブジーを使用したりすることが多い。そのため、Classic™挿入時に比し、より深い麻酔深度が必要となる。報告によると、ProSeal™を挿入するには、Classic™に比してプロポフォールの必要量は38％多く、一方セボフルランでは約20％高い濃度が必要であったとされている[18]。

3　適切な麻酔深度を保とう

　各症例、各手術において適切な深度の麻酔を維持する事は麻酔管理の原則である。術中の嘔吐や喉頭痙攣などの気道合併症がLMA使用時に発生する事が報告されているが、十分な麻酔深度が得られている場合には、これらの合併症は起こり得ない。従って、これらの合併症が術中に起こるのは、LMAが原因ではなく、不適切な麻酔の施行によるものと考えられている[15]。

　気管挿管が実施された場合は、術中に筋弛緩薬が追加投与されることが多いが、この場合には、痛み刺激に反応して生じる体動、過換気や声門の閉鎖などが認められないため、麻酔深度が不十分であっても気付かれない危険性がある。もし術中に体動があっても、麻酔を深くする代わりについ筋弛緩薬を投与していることが多いようである。また例え麻酔が不十分で嘔吐や喉頭痙攣が発生しても、気道閉塞を起こす危険性は低い。一方、筋弛緩薬を投与せずにLMAを使用していると、麻酔が浅い状態で手術刺激が加わると、いわゆる息ごらえや喉頭反射で気道閉塞を起こしたり、誤嚥することがある。従って、LMA使用時は、適切な麻酔の施行が必須条件である。

　では麻酔深度はどのように調節すればよいのであろうか？　吸入麻酔薬を用いる場合は最小

肺胞濃度（MAC）が役立つ。MACは皮膚切開に対して50％の症例で体動が認められる濃度であるから、1MACの吸入麻酔薬の投与では半数の症例では麻酔が不十分といえる。一般的には1.3MACではほぼ全例において体動を防ぐことができる。例えば、セボフルランの1MACは1.7％であるから、術中は2.2％（1.3×1.7％）で麻酔を維持する必要がある。亜酸化窒素を併用する場合は、そのMACも加算することができる。例えば、50％の亜酸化窒素（約0.5MAC）を併用すると、必要なセボフルランは0.8MAC（1.3 − 0.5MAC）で、その濃度は1.4％（0.8×1.7％）となる。

　適切な麻酔深度は個人差とともに、手術刺激の程度も影響するため、これらを考慮して各症例で適切な麻酔を行うべきである。気道合併症を防ぐには、まずは深い麻酔で開始し、手術の経過とともに状況に応じて投与量を減少させるのが賢明であろう。麻酔深度の判定には、BIS（Bispectral Index）や自発呼吸の大きさの変化などを参考にするとよい。LMA使用中に不十分な麻酔深度を原因とする気道閉塞の発生を防止するには、普段から気管挿管症例においてBISを用い、どのような手術操作でBIS値が上昇するかを認識しておくとよい。また術中に自発呼吸を復活させ、気管挿管中にバッキングが起こらないように麻酔を維持するように努力するのも一法である。このような経験を積むと、少なくとも0.5～1.0％セボフルランと亜酸化窒素ではしばしば十分な麻酔でないことが実感できるであろう。

　セボフルラン1.5％および亜酸化窒素66％で麻酔を維持し（計算上1.3MAC以上）、自発呼吸下にLMAを用いた検討によると、術中に体動を認めたのは10％（30人中3人）で、気道閉塞は一切生じなかったという[21]。また他の研究によると、セボフルラン1.5％および亜酸化窒素66％で麻酔を維持していた場合、気道合併症は認められなかったが、セボフルラン1.0％および亜酸化窒素66％（計算上1.3MAC以下）では、約10％で術中に喉頭痙攣を起こしたと報告されている[22]。これらの結果は上記の1.3MAC説を裏付けており、亜酸化窒素を併用していてもセボフルランは1.5％程度は保っておくのが賢明と思われる。

　デスフルレンは気道刺激性があるため、セボフルランと同力価の麻酔をしていても、術中の気道合併症が起こる頻度が高い[17]。また覚醒時にも高頻度に咳や気道閉塞を起こすため[17]、LMAの使用に対しては、適切な麻酔薬とは言い難い。

　プロポフォールで麻酔を維持する場合、吸入麻酔薬に比して麻酔深度の調節が難しい。その理由の一つとして、プロポフォールは痛み刺激および反応を抑制しにくいことが挙げられる。そのため、手術刺激を硬膜外麻酔などで抑制できている症例で用いるのがよいと思われる。例えば、TCI（target controlled infusion）で4μg/mlで維持していた場合にLMAを用いると、半数以上の症例において術中に体動が認められている[21]。

4 自発呼吸か陽圧換気か？

1. 換気法による違い

　LMAは陽圧換気下でも自発呼吸を保持し使用することが可能である。Brimacombeによる各論文の集計では、自発呼吸が維持された症例が約1万8千例で、陽圧換気が施行されたのは約3万例と報告されているが、両換気法において、術中の気道合併症発生率は同程度で低い[6]。

　自発呼吸を保つ利点は**表1**に示したようにいくつかある。第1に、LMAの気密性がさほど高くなくても、換気量が保てることである。第2の利点として、陽圧換気下では、麻酔ガスが胃内に押し込まれる危険性があるが、自発呼吸の場合はこの現象はまれである。第3には、麻酔深度を認識しやすいという利点がある。すなわち手術刺激に対して麻酔や鎮痛が不十分な場合、自発呼吸が亢進し、逆に麻酔が深すぎる場合、分時換気量が減少する。第4の利点として、吸入麻酔薬を用いている場合には、麻酔深度の自動調節が可能となる。高濃度の吸入麻酔薬を投与しておくことにより、手術の刺激が強まると呼吸が増強してより多くの麻酔ガスを吸入し、麻酔は自動的に深まる。一方、麻酔が手術刺激に対して相対的に深くなると、呼吸は浅くなり麻酔薬の吸入も減少する。第5の利点として、麻酔時間の短縮が挙げられる。手術終了前後に自発呼吸を回復しようとしても、呼気二酸化炭素濃度が正常以上に上昇しないと呼吸が出現しないことが多い。場合によっては、手術が終了して10分ほど経たないと呼吸が回復せず、筋弛緩薬の拮抗薬の投与も速やかにできなくなる。一方、自発呼吸を保っていた場合には、この問題はない。

　自発呼吸による管理で問題となるのは、呼吸抑制による換気量の減少、$PaCO_2$の上昇、およびPaO_2の低下である。ただし二酸化炭素の上昇自体は臨床上あまり問題とならず、またPaO_2の低下も治療を要するほどではないことが多い。ただしフェンタニルを投与すると一過性に呼吸停止を起こす事があるため、同薬を用いる際は少量ずつ投与すべきである。また長期に自発呼吸を維持していると、呼吸筋の疲労を起こす可能性がある[6]。

表1　LMA使用時の自発呼吸の陽圧換気に対する利点と欠点

利点	1. マスクの高い気密性は不用
	2. 胃内に麻酔ガスが押し込まれる危険性が低い
	3. 呼吸の変動により、麻酔深度を認識しやすい
	4. 呼吸の変動により、麻酔深度が自動的に調節される
	5. 陽圧換気の場合のように、手術終了時に自発呼吸の回復を待つことが不用
欠点	1. 呼吸抑制による換気量低下、血中二酸化炭素上昇、酸素低下が起こり得る
	2. フェンタニルなどの一回投与量が制限される
	3. 長時間の麻酔により、呼吸筋疲労の可能性がある

2. 換気設定を見直そう

　気道内圧が15〜20cmH$_2$Oになると、麻酔ガスがLMA周囲より漏れたり、胃内に押し込まれたりすることがある[6, 23]。そのため陽圧換気中には、気道内圧をこれ以下に保つ必要がある。従来のように一回換気量を10m/kgに設定するとガス漏れの可能性が高くなるため、6〜8ml/kgに設定するのがよい。一回換気量を減らせると術後に無気肺を起こす危険性が高くなるとされてきたが、臨床上に問題となる無気肺を発生するという確固たる報告はない。また気管挿管をされている急性呼吸窮迫症候群（ARDS）を有する症例では、一回換気量を約6ml/kgに設定したほうがそれ以上に設定したときよりも死亡率が減少することが明示されている[24]。

3. ProSeal™では陽圧換気

　発明者のBrainは、ProSeal™使用中は陽圧換気を実施すべきであり、自発呼吸を保つのは不適切としている[6]が、一方Brimacombeらは、ProSeal™はClassic™と同程度に自発呼吸下に麻酔を維持できるとしている[25]。しかしProSeal™の換気チューブは比較的細いため、呼吸抵抗が高くなる可能性があり、ProSeal™を介しての長時間の自発呼吸は不適切と思われる。

5　スマートに抜去しよう

　LMAの抜去は気管チューブの抜管に比し刺激が小さい[5, 6]が、不注意に抜去すると、喉頭痙攣が起こり、場合によっては低酸素血症や閉塞性肺水腫が誘発されることがある。これらの合併症を防ぐには、マスクを深い麻酔下、あるいは自然に麻酔から覚醒したのちに抜去すべきである[26]。十分に深い麻酔下の抜去では、LMAの抜去による気道反射は抑制されているため合目的であるが、欠点として、抜去後に上気道閉塞を起こす可能性があり、下顎挙上などが必要となる[27]。当然の事であるが深麻酔下に抜去する場合、抜去により気道反射などが誘発されないだけの深い麻酔を保っておく必要がある。例えば、小児をエンフルランで麻酔を行っている場合、その濃度を約1.2％に保っておくと、ほぼ全例で合併症なくマスクを抜去できたと報告されている[28]。

　LMAが挿入されていても、それ自体が嘔吐や気道反応を誘発することはまれである[26, 27]が、覚醒が不十分な時に抜去すると気道反射を誘発する危険性があり、麻酔から自然に覚醒するまでLMAを留置しておくべきである。この際よく見られる失敗の原因として、手術終了前や直後に麻酔の投与を中止することである。手術が終了してもX線撮影のために体を動かしたり、婦人科の内診を行ったり、あるいは創部の清拭など、さまざまな刺激が加えられる。覚醒が不十分なときにこれらの刺激が加えられると、気道反射を誘発する危険性がある。また覚醒させようと体をゆすぶったり、口腔内吸引を試みる者もいるが、これらによって気道閉塞を起こし得る。これぐらいの刺激で気道閉塞は起こるはずはない、と考える向きもあるが、そうであろ

うか？　私たちが朝方に目が覚めかけているときに、不意に誰かに体をゆすぶられたり、脇をくすぐられたりした時の反応を想像してみよう。見当識障害となり、思わず咳き込んだり、喉がつかえたりする現象を生じると思われる。本邦の手術室では、いまだにしばしば手足を抑制した状態で、覚醒させるために刺激を加えているのを見る事があるが、LMAの使用時にはこれらのことは絶対に避けるべきである。

1. 覚醒のタイミングを理解しよう

　自然睡眠からの覚醒の場合、覚醒の寸前に嚥下運動がみられることが多い。また弛緩していた胃腸管が収縮し始め、胃内圧が上昇する。麻酔からの覚醒時にも同様で、例えば胆嚢摘出術後に麻酔からの覚醒時に胃管から胆汁を含んだ胃内容物が逆流する現象を見ればわかるであろう。覚醒時の嚥下運動は胃からの逆流を防ぎ、また口腔内に貯留した唾液を胃の方に押しやることにより誤嚥を防ぐ役割を果たしている。従って嚥下運動が発生してくる前に患者を刺激して起こそうとしたり、LMAを抜去しようとすると、胃内圧が急に上昇し、胃内容物が逆流して誤嚥する率が高くなる。

　覚醒時に咳をすることがあるが、この時期に起こる咳は有害事象ではなく、生理的に喉頭や気管内の異物を除去しようとする正常反応である。それゆえ度重なる咳で呼吸困難とならない限りは対処は不要であり、逆に咳をしている時にマスクを抜去して刺激を加えると喉頭痙攣を誘発する危険性が高くなる。これらのことからもLMAは、嚥下運動が回復し、自然に覚醒するまで挿入しておくのがよいことがわかるであろう[26,27]。

2. いかに早く退室させ得るか

　手術終了からいかに早く手術室から退室させるかが、1つの手術台において多くの症例を担当する際の決め手となる。麻酔からの覚醒を早めるために、手術終了前より麻酔薬の投与量を減少させているのを見る事があるが、LMAを用いている場合、前述の通り、この対処法は避けるべきである。欧州では、1つの手術台で日に数例以上の症例に全身麻酔を実施しているが、どのようにして麻酔時間を最小限に抑えているのであろうか？　一つには、麻酔後回復室の充実が挙げられる。手術終了まで深い麻酔を保ち、術中に調節換気をしていた場合は、手術終了時には自発呼吸が戻るように調節する。手術が終了すれば、麻酔科医がLMAを挿入したまま回復室に移動させ、そこで看護師の管理のもと、自然に覚醒するのを待ち、看護師がLMAを抜去する。これらの方法により、手術終了直後に退室させることが可能となり、回復室への移動時も深麻酔下なので気道閉塞が起こることはまれである。また覚醒までの時間の個人差が、次の症例を入室させるのに影響しないことになる。次の症例は搬送時に入室させることができる。これらの方法を本邦でどこまで取り入れることができるかは、施設によって違いがあるが、すくなくとも上記のさまざまな工夫を凝らすことによって、より円滑な麻酔の実施が可能になると思われる。

KEY POINTS

- ●筋弛緩薬を投与せずにLMAを挿入するにはプロポフォールによる麻酔の導入が最適である。
- ●プロポフォールは下顎挙上による体動がなくなるまで投与するとよい。
- ●吸入麻酔薬による麻酔の導入は、セボフルランが最適であるが、導入時間はプロポフォールに比して長い。
- ●LMAは物を飲み込むように挿入する。
- ●術中は体動や反射性の気道閉塞を防ぐため、十分に深い麻酔を維持すべきである。
- ●LMAの抜去は、深麻酔下、あるいは麻酔から自然に覚醒したのちにすべきで、半覚醒の状態で抜去すべきではない。

【引用文献】

1) Woods AW, Allam S. Tracheal intubation without the use of neuromuscular blocking agents. Br J Anaesth 2005 ; 94 : 150-8.
2) Barclay K, Eggers K, Asai T. Low-dose rocuronium improves conditions for tracheal intubation after induction of anaesthesia with propofol and alfentanil. Br J Anaesth 1997 ; 78 : 92-4.
3) McKeating Bali IM, Dundee JW. The effects of thiopentone and propofol on upper airway integrity. Anaesthesia 1988 ; 43 : 638-40.
4) Baker P, Langton JA, Wilson IG, Smith G. Movements of the vocal cords on induction of anaesthesia with thiopentone or propofol. Br J Anaesth 1992 ; 69 : 23-5.
5) Asai T, Morris S. The laryngeal mask airway : its features, effects and role. Can J Anaesth 1994 ; 41 : 930-60.
6) Brimacombe J, Brain AIJ, Berry AM. The laryngeal mask airway. A review and practical guide. London : WB. Saunders, 1997.
7) Brown GW, Patel N, Ellis FR. Comparison of propofol and thiopentone for laryngeal mask insertion. Anaesthesia 1991 ; 46 : 771-2.
8) Stokes DN, Hutton P. Rate-dependent induction phenomena with propofol : implications for the relative potency of intravenous anaesthetics. Anesth Analg 1991 ; 72 : 578-83.
9) Blake DW, Dawson P, Donnan G, Bjorksten A. Propofol induction for laryngeal mask airway insertion : dose requirement and cardiorespiratory effects. Anaesth Intens Care 1992 ; 20 : 479-83.
10) Scanlon P, Carey M, Power M, Kirby F. Patient response to laryngeal mask insertion after induction of anaesthesia with propofol or thiopentone. Can J Anaesth 1993 ; 40 : 816-8.
11) Cummings GC, Dixon J, Kay NH, et al. Dose requirements of ICI 35,868 (propofol, 'Diprivan') in a new formulation for induction of anaesthesia. Anaesthesia 1984 ; 39 : 1168-71.
12) Naguib M, Sari-Kouzel A, Seraj M, El-Gammal M, Gomma M. Induction dose-response studies with propofol and thiopentone. Br J Anaesth 1992 ; 68 : 308-10.
13) Stoneham MD, Bree SE, Sneyd JR. Facilitation of the laryngeal mask insertion. Effects of lignocaine given intravenously before induction with propofol. Anaesthesia 1995 ; 50 : 464-6.

14) Drage MP, Nunez J, Vaughan RS, Asai T. Jaw thrusting as a clinical test to assess the adequate depth of anaesthesia for insertion of the laryngeal mask. Anaesthesia 1996 ; 51 : 1167-70.
15) Asai T, Vaughan RS. Misuse of the laryngeal mask airway. Anaesthesia 1994 ; 49 : 467-9.
16) Martlew RA, Meakin G, Wadsworth R, Sharples A, Baker RD. Dose of propofol for laryngeal mask insertion in children : effect of premedication with midazolam. Br J Anaesth 1996 ; 76 : 308-9.
17) Arain SR, Shankar H, Ebert TJ. Desflurane enhances reactivity during the use of the laryngeal mask airway. Anesthesiology 2005 ; 103 : 495-9.
18) Kodaka M, Okamoto Y, Koyama K, Miyao H. Predicted values of propofol EC50 and sevoflurane concentration for insertion of laryngeal mask Classic and ProSeal. Br J Anaesth 2004 ; 92 : 242-5.
19) Taguchi M, Watanabe S, Asakura N, Inomata S. End-tidal sevoflurane concentrations for laryngeal mask airway insertion and for tracheal intubation in children. Anesthesiology 1994 ; 81 : 628-31.
20) Walpole R, Logan M. Effect of sevoflurane concentration on inhalation induction of anaesthesia in the elderly. Br J Anaesth 1999 ; 82 : 20-4.
21) Smith I, Thwaites A. Target-controlled propofol vs. sevoflurane : a double-blind, randomised comparison in day-case anaesthesia. Anaesthesia 1999 ; 54 : 745-52.
22) Keller C, Sparr HJ, Brimacombe JR. Positive pressure ventilation with the laryngeal mask airway in non-paralysed patients : comparison of sevoflurane and propofol maintenance techniques. Br J Anaesth 1998 ; 80 : 332-6.
23) Asai T, Howell TK, Koga K, Morris S. Appropriate size and inflation of the laryngeal mask airway. British Journal of Anaesthesia 1998 ; 80 : 470-4.
24) Acute Respiratory Distress Syndrome Network. Ventilation with lower tidal volumes as compared with traditional tidal volumes for acute lung injury and the acute respiratory distress syndrome. New Engl J Med 2000 ; 342 : 1301-8.
25) Brimacombe J, Keller C, Fullekrug B, et al. A multicenter study comparing the ProSeal and Classic laryngeal mask airway in anesthetized, nonparalyzed patients. Anesthesiology 2002 ; 96 : 289-95.
26) Nunez J, Hughes J, Wareham K, Asai T. Timing of removal of the laryngeal mask. Anaesthesia 1998 ; 53 : 126-30.
27) Koga K, Asai T, Vaughan RS, Latto IP. Respiratory complications associated with tracheal extubation. Timing of tracheal extubation and use of the laryngeal mask during emergence from anaesthesia. Anaesthesia 1998 ; 53 : 540-4.
28) Xiao WJ, Deng XM, Tang GZ, Lu MP, Xu KL. Caudal anesthesia reduces the minimum alveolar concentration of enflurane for laryngeal mask airway removal in boys. Can J Anaesth. 2002 ; 49 : 194-7.

〈浅井　隆〉

第3章

挿入のコツ

1 はじめに
2 通常型LMA（LMA Classic™）挿入のコツ
3 Classic™の位置確認のコツ
4 挿管用LMA（LMA Fastrach™）挿入のコツ
5 Fastrach™を介した気管挿管のコツ
6 LMA ProSeal™挿入のコツ
7 ProSeal™の位置確認のコツ
8 挿入後の固定のコツ

1 はじめに

ラリンジアルマスク（laryngeal mask airway、以下LMA）の気管挿管に比しての利点の一つに、挿入の容易さが挙げられる。経験の浅い者でも、LMA挿入の成功率は気管挿管に比して高い、と報告されている。しかし換気が可能であっても、マスクが正しい位置に挿入されているとは限らない[1]。マスクが正しい位置に挿入されていないと、麻酔中の気道閉塞、喉頭痙攣、誤嚥の危険性が高まる。またLMAを介した気管挿管の成功率も下がってしまう。そのため、マスクを正しい位置に挿入できるようになるのが大切である。

LMAの挿入法については、「最新ラリンジアルマスク」[2]の第4章「ラリンジアルマスクの挿入法」（p.39〜49）[2]を参考にしていただきたい。本書では、マスクを正しい位置に挿入するコツを述べる。

2 通常型LMA（LMA Classic™、以下Classic™）挿入のコツ

LMAを適切な位置に挿入するコツはいくつかある。
1. 声門に迷入させない。
2. 喉頭蓋を押し倒さない。
3. マスクを反転させない。
4. 頭頸部をスニッフィング位にする。
5. カフを膨らませるときにチューブを保持しない。

1. 声門に迷入させない

LMAの先端は、喉頭部咽頭（下咽頭）、すなわち食道入口部に挿入されるようにデザインされている。もしマスク先端が誤って声門に迷入すると、物理的な刺激により咳や喉頭痙攣などが誘発される危険性がある。そのためマスクを正しく食道入口部に挿入することが重要である。成功率を上げるには以下のようなコツがある。

●挿入前にマスクを適切な形にしておく

理想的なマスクの形は、その先端がマスク開口部の反対側に自然に反った状態である（図1a）。この状態で挿入することにより、マスクの先端が、腹側の声門に向く危険性が減る（図1b）。先端を前面（マスク開口部側）に反らせて脱気するのがよい（図2a）という報告もあるが[3]、これは挿入の成功率が高くなるというもので、マスクが正しい位置に挿入されたかどうかを調べたものではない。理論的には、マスクの先端を前面に反らせて挿入した場合、声門に迷入する危険性が高くなる（図2b）[1]。

	図1	図2
a	(a) 挿入前の理想的な形。先端はマスク開口部の反対側に自然に反り返らせておく。	(a) 挿入の成功率を上げるため、マスクの先端を前面（マスク開口部）に反らせて脱気する場合がある。
b	(b) 挿入前の形状を整えておくと、マスク先端が腹側の声門に向く危険性が減る。	(b) しかし、マスクの先端を前面に反らせて挿入すると、声門に迷入する危険性が高くなる。

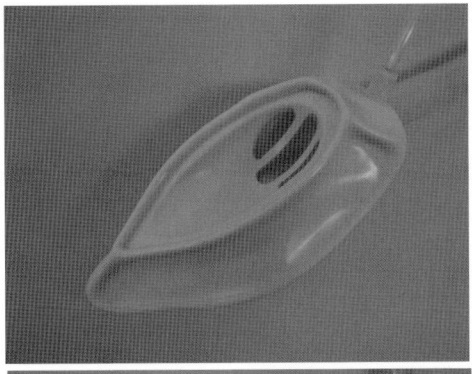

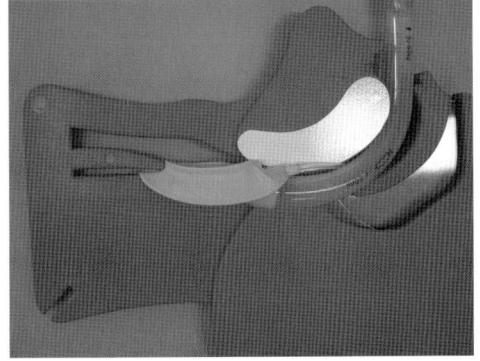

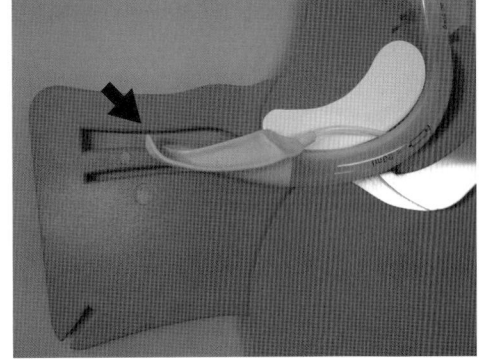

● マスクが腹側に移動しないようにする

　マスクの先端が食道入口部の腹側にある声門に向かわないようにするコツは、挿入中にマスクを常に硬口蓋・咽頭後壁にぴったり沿わせて挿入し、浮き上がらないようにすることである。これを達成するには、マスクとチューブとの間に差し込んだ示指で、常にチューブに垂直のベクトル方向に圧を加えながら挿入し、マスク背面と咽頭壁に隙間がないようにすることが大切である（図3）。

● 食道入口部に挿入される感覚をつかむ

　慣れれば挿入している手の感覚で、マスクの先端が声門に迷入したか、食道入口部に正しく挿入されたか、を判定できるようになる。マスク先端が正しく食道入口部に挿入されると、腸管を圧迫したときのような独特の「むにゅ」という感触がある（図4）[1]。坐薬をいれるとき、あるいは指を頬の内側に入れてグッと押したときに跳ね返されるような感覚に似ている、と言うとピンとくるだろうか。一方、マスク先端が声門に迷入した場合、こつんと当たる感じとなり、腸管のような「むにゅ」という弾力性を感じることはない。ただしこ

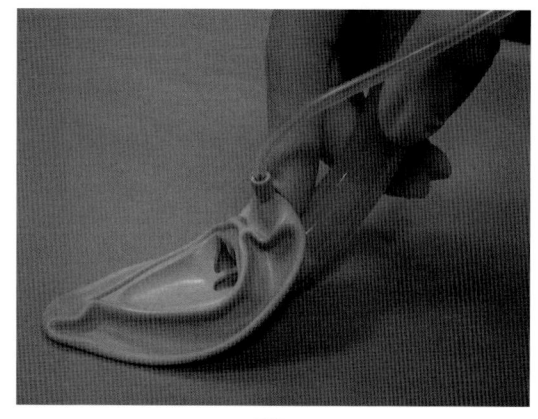

図3
正しい挿入法。示指をマスクとチューブ間に挿入し、チューブに垂直の圧を加えながら挿入することにより、マスク背面と咽頭後壁に隙間ができないようにすることが重要である。

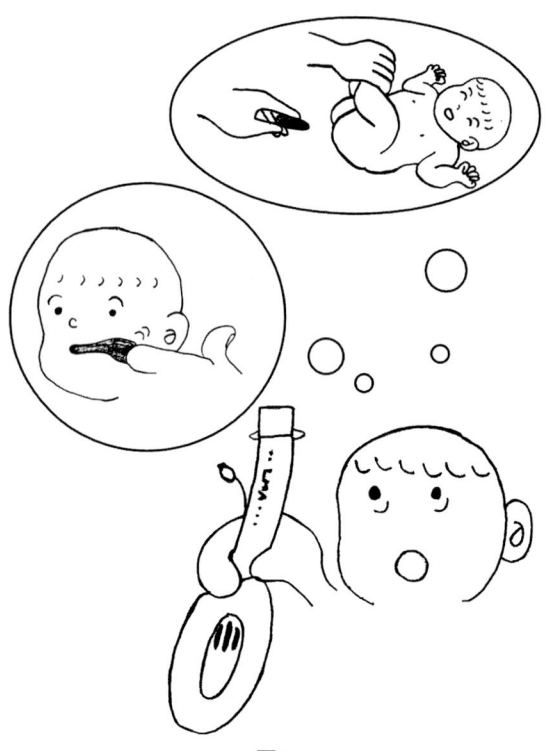

図4
マスクが正しく食道入口部に挿入される感覚をつかむ。正しく挿入されると、腸管を圧迫したときの独特の「むにゅ」という感触が得られる。

れらの感覚は、LMAのチューブの中央を持って挿入した場合にはなかなか得られず、マスクとチューブとの間に人差し指を添えて挿入するスタンダードな方法を行うことにより得られる[3]。何度か挿入しているうちにおもしろいように鑑別できるようになるはずなので、ぜひマスターしよう。

2. 喉頭蓋を押し倒さない

次の注意点は、マスクにより喉頭蓋を押し倒さないようにすることである。普段の生活では、喉頭蓋は声門に近づくことにより気道を閉塞させ、誤嚥を防いでいる。そのためマスクにより喉頭蓋を押し倒すと、気道閉塞を起こす可能性が高くなる。またLMAを介した声門部ファイバースコープ検査や、気管挿管の際に、押し倒された喉頭蓋が障害物となり得る。マスクで喉頭蓋を押し倒さないようにするコツは、以下の2つである。

● 喉頭蓋と咽頭後壁の空間を広くする。

仰臥位で麻酔薬および筋弛緩薬が投与されると、上気道閉塞が起こりやすくなる。これは、いわゆる舌根沈下によるものだが、喉頭蓋が咽頭後壁に接近、あるいは接触することも一因である。そのため、この状態でマスクを挿入すると、喉頭蓋を押し倒すことになってしまう。喉頭蓋を咽頭後壁から離れさせるには、頭部の後屈と下顎挙上をすればよい。

● マスクを咽頭後壁に沿わせて進め、喉頭蓋のある腹側に向かせない。

マスクの先端が声門に向かわないようにするのと同様に、マスクを咽頭後壁に圧迫しながら挿入することにより、マスクの先端が咽頭後壁から離れて喉頭蓋を押し倒す危険性が減る。マスクの先端部を前面に反り返らせたり、あるいはカフをある程度膨らませた状態で挿入する方法を提唱する者もいるが[4]、喉頭蓋を押し倒しやすいので賢明な方法とは言えない[1, 6]。

3. マスクを反転させない

マスクを挿入していくと、先端がマスク開口部と逆の方向にめくれて、挿入できなくなったり、半分に折れたまま挿入されてしまう危険性がある（図5）。これも、マスクが硬口蓋・咽頭後壁から浮き上がらないように密着させながら挿入することにより、起こりにくくなる。

4. 頭頸部をスニッフィング位にする

LMAの挿入が途中で困難となる原因の一つに、マスクの先端が咽頭後壁に衝突して進められなくなることが挙げられる。口腔軸と咽頭軸がつくる角度が90度に近づくほど挿入が困難となる。そのため、口腔軸と咽頭軸ができるだけ180度に近づかせるとよい。頭部の下に枕を置いて頭部を後屈させた、いわゆるスニッフィング位が最適である（図6）[1]。スニッフィング位にすることにより、喉頭蓋が咽頭後壁から離れる利点もある。

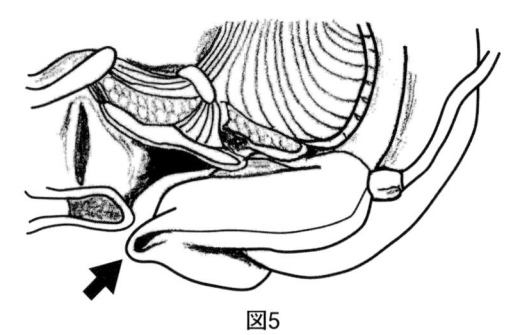

図5
不適切に挿入されると、先端がマスク開口部と逆の方向にめくれることがる。この現象により挿入ができなかったり、半分に折れたまま挿入される危険性がある。

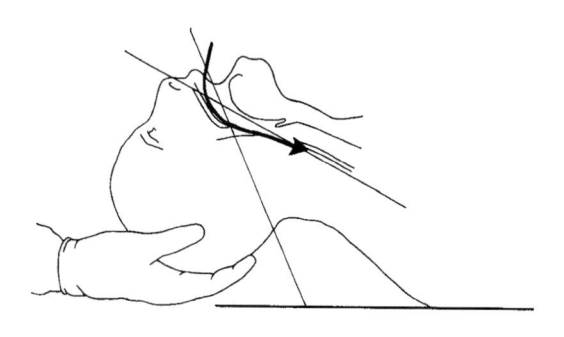

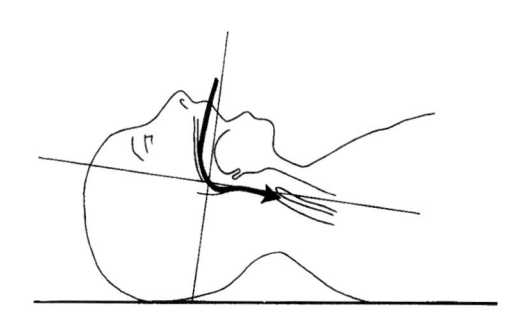

図6
Classic™ 挿入の至適頭頸位。頭部を枕の上に乗せ、後屈させたスニッフィング位にするのがよい
（文献1） Asai T. Difficulty in insertion of the laryngeal mask. In：Difficulties in tracheal intubation 2nd edition, edited by Latto IP and Vaughan RS. 1997. W.B. Saunders Company Ltd, London, pp 197-214 より引用）

5. カフを膨らませるときにチューブを保持しない

　食道入口部は漏斗状になっている。LMAの遠位部も同様の形状をしているが、これは成人遺体の食道入口部の石膏モデルに基づいて成型されている（「最新ラリンジアルマスク」の第2章、p11〜29参照）[7]。カフを脱気した状態で食道入口部の弾力的な抵抗を感じるまでマスクを挿入し、その後カフを膨らませると、マスクは自然と食道入口部の形にあわせて多少抜け出してくる[8]。カフを膨らませる前後にマスクの位置を気管支ファイバースコープで確認した研究では、カフを膨らませる前は、マスクが深すぎて声門が見えなかった症例が多かったが、カフを膨らませるとほぼ全例で声門が見えるようになったと報告されている[9]。

　もしカフを膨らませるときにチューブを保持していると、この自然に行われるマスク位置調節が阻止されてしまう。その結果、マスクは深く挿入されたままとなり、換気および経LMA挿管の成功率が低下する。また食道入口部が伸展され、これにより下部食道括約筋圧が低下し、理論上は誤嚥の危険性が増加する。

3　Classic™の位置確認のコツ

　LMAが挿入された位置の確認は、気管支ファイバースコープで行うのが最も確実であるが、普段の臨床では毎回行うことは困難である。マスクが正しい位置に挿入された、と判断できるいくつかの指標があるので[1]、ぜひマスターしよう。

●カフを膨らませるとマスクが1cmほど抜け出してくる。

　前述のとおり、挿入されたときにはマスクは深めに位置する。カフを膨らませると、食道入口部の形状に沿うため、マスクは少し抜けてくる。マスク先端が声門に迷入した場合は、カフを膨らませると、まったく位置が変化しないか、過度に抜け出してくる。

●カフを膨らませると喉頭が前方に押し出される。

　マスクは食道入口部、すなわち喉頭部咽頭に挿入される。そのため、カフを膨らませると、喉頭部が前方に押し出されるはずである。もしマスクが声門に迷入していれば、このような変化はない。また喉頭部の頸を圧迫すると、カフ圧が上がり、パイロットバルーンが少し膨らむはずである。

●挿入後に開口し、マスクが見えないことを確認する。

　LMAが正しく挿入されると、近位端は扁桃より尾側に存在するはずである。マスク挿入後に開口して、マスクが見えるようならば、マスク遠位部が食道入口部まで十分深く挿入されていない、あるいは声門に迷入していると判断する[10]。

4 挿管用LMA（LMA Fastrach™、以下Fastrach™）挿入のコツ

　Fastrach™挿入における最大のコツは、Classic™の場合と違う頭頸位にすることである。Fastrach™の金属チューブは、低い枕の上に頭を置いて仰臥位となっているときの口蓋および咽頭後壁の彎曲にあわせてデザインされている[11]。そのため頭部を伸展せず、自然な頭頸位のままで挿入するのがよい。マスクの先端部が口腔内に入ったら、ハンドルの端を持って、下顎から頭頂に向かって、円を描くように挿入するとよい[11]。ただし、最も幅が広いマスクとチューブ接合部が上下門歯間を越えるのが困難な場合がある。そのような時は、スニッフィング頭頸位にすると開口が大きくなり、良好に対処できる。従って、この接合部が超える事を目的とする場合にのみ、スニッフィング位にして挿入するとよい。

5 Fastrach™を介した気管挿管のコツ

　Fastrach™を介する挿管は、気管支ファイバースコープ補助下に行うのが最も確実な方法であるが[12]、盲目挿管法でも、以下の2つのコツを踏まえれば成功率を上げることができる[13]。
　1.マスク開口部を声門の真正面に向ける
　2.食道挿管を防ぐ

1. マスク開口部を声門の真正面に向ける

　Classic™はカフを膨らませると、マスクが約1cm抜け出して、位置が自然に調節される[8]。一方、Fastrach™の場合、チューブが金属製で決まった彎曲になっているため、カフを膨らませてもマスクの位置が調節されるとは限らない。また各症例の口蓋−咽頭後壁のつくる彎曲が金属チューブの彎曲と一致するとは限らず、マスク開口部が声門に対して深すぎたり浅すぎたりする事がある。適切なマスクの位置を気管支ファイバースコープを用いずに判定するには、以下のようにするとよい。マスクを挿入したのちカフを膨らませ、麻酔回路を接続する。吸気を送り込みながら、ハンドルを用いて器具を多少抜いたり押し込んだりする（図7a）。最も換気が容易にできる時点でマスク開口部が声門に向き合っている、と判断する（図7b）[13]。

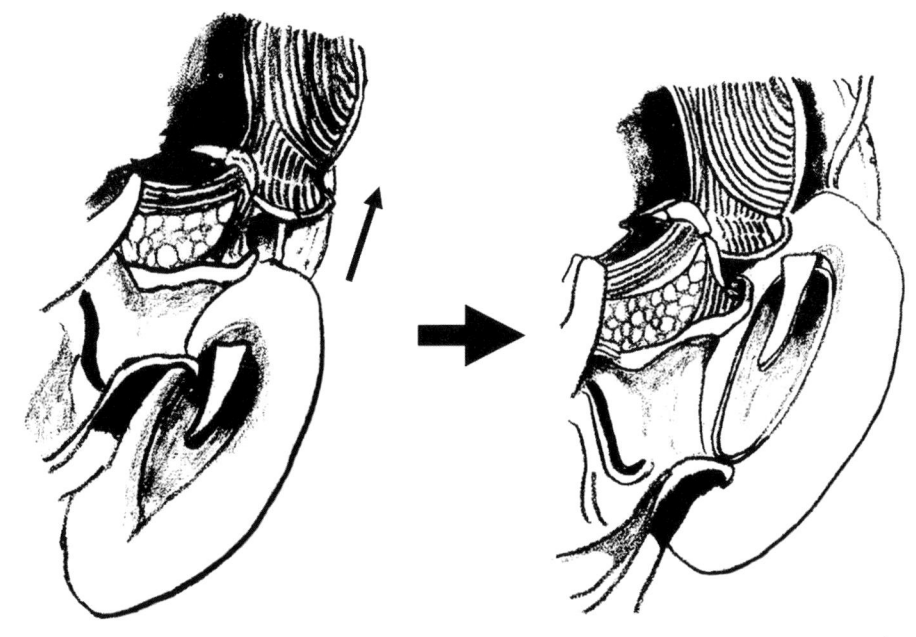

図7 Fastrach™の位置確認法
(a) 吸気を送り込みながらハンドルを用いて多少抜いたり押し込んだりする。
(b) 最も換気が容易に行える時点でマスク開口部が声門に向きあっていると判断する。

a | b

2. 食道挿管を防ぐ（Chandy法）

　マスク開口部が正しく声門に面していても、気管チューブを進めると、マスクと喉頭後壁の隙間を通って食道入口部に迷入してしまうことがある（**図8**a, b）。これを減らすためには、マスクを喉頭後壁に密着させるとよい。そうするには、ハンドルを天井に向かって持ち上げるとよい（**図8**c, d、**第4章図7**、56頁参照）[13]。

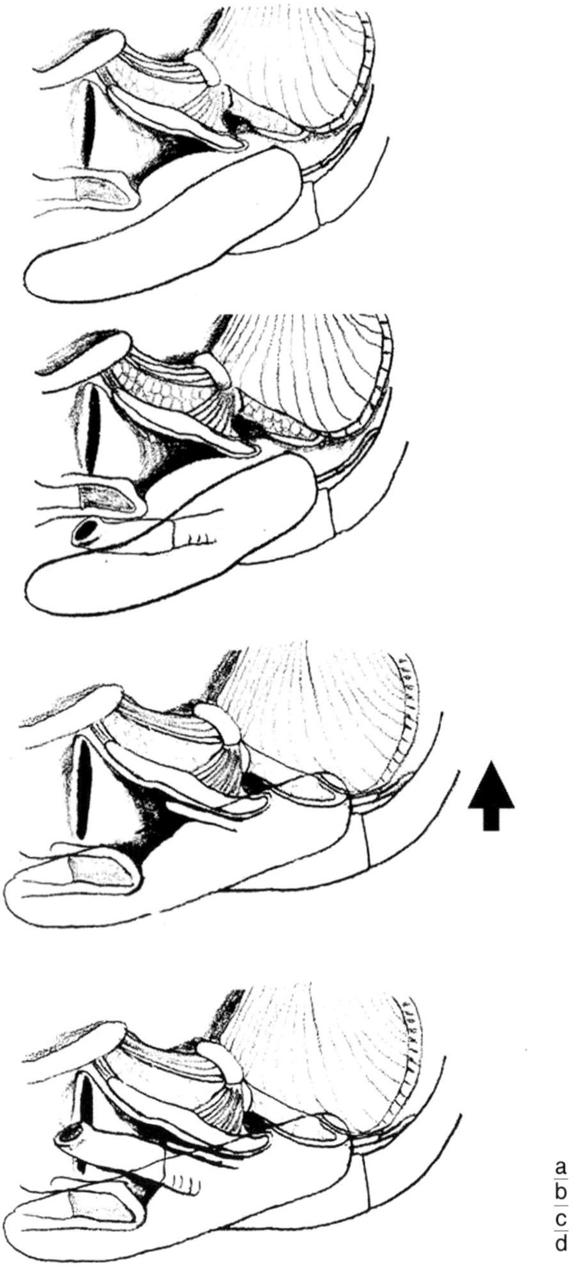

図8 Chandy法

(a) Fastrach™ が正しく挿入されていても、チューブ形状が固定されているため、喉頭後部とマスクとに隙間ができることがある。

(b) そのため、マスク開口部が正しく声門に面していても気管チューブを進めると、喉頭後部とマスクとの隙間からチューブが食道に迷入することがある。

(c) ハンドルを天井に向けて持ち上げるとこの隙間が狭くなる。

(d) ハンドルを天井に向けて持ち上げたまま気管チューブを進めると、気管内に挿入される確立が高くなる。

6 LMA ProSeal™ (以下ProSeal™) 挿入のコツ

　ProSeal™の挿入で要求されることは、吸引口が正しく食道入口部に面することである。Classic™の場合、遠位端が食道入口部に挿入されていなくとも、換気が可能なことが多い。一方ProSeal™では、吸引チャネルを介してガス漏れをするなど、換気が不十分となる危険性が高い。また、器具自体もClassic™に比していく分厚い構造のため、挿入自体も困難である。

1. 専用挿入器具の使用
　ProSeal™には専用の金属製の挿入器具がある。これを装着すると、Fastrach™同様の形状となり、挿入法も同様に行う[14]。

2. ブジーの使用
　吸引口を正しく食道入口部に向かせるため、胃管あるいはエラスティックブジーを用いて挿入する方法が報告されている（図9）[15]。あらかじめProSeal™の吸引チャネルにブジーを挿入しておく。その状態で、ブジーを食道に挿入し、それをガイドにProSeal™を通常通り進める。カフを膨らませた後、ブジーを抜去する。こうすることにより、ProSeal™の吸引口が食道入口部にピッタリ向き合うことになる。この方法を検討した研究では、挿入も容易で、成功率も高かった、と報告されている[16, 17]。この方法の理論上の欠点として、ブジーによる食道損傷の危険性が挙げられる。これらの研究の著者らは、喉頭鏡の挿入下にブジーを食道に誘導すれば、組織損傷を防ぐことができるとしている[18]。またProSeal™を挿入するまで喉頭鏡を挿入していれば、喉頭蓋が押し倒される危険性も低下させ得る[18]。しかし喉頭鏡を用いれば、侵襲の少ないのが特徴であるLMAの利点を減らせてしまうのが欠点となる。

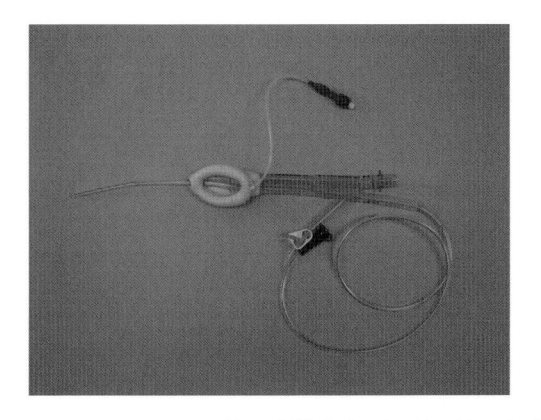

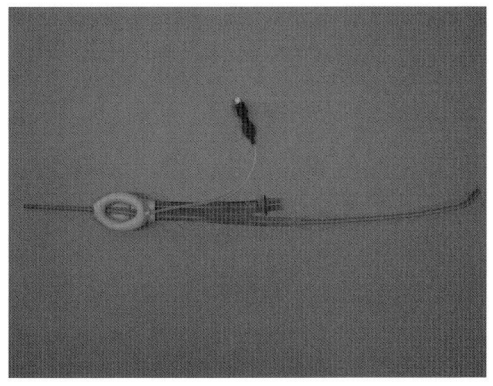

図9　胃管あるいはエラスティックブジーを用いたProSeal™の挿入法
あらかじめ吸引チャネルに挿入したブジーを食道に挿入し、それをガイドに Proseal™ を挿入すると吸引口が正しく食道開口部に向きあう。

7 ProSeal™の位置確認のコツ

バブル法

　ProSeal™の吸引口が正しく食道入口部に面しておらず、声門に一部でも面していると、麻酔ガスが吸引口を介して漏れ、換気が不十分となる危険性がある。これが起こっていないかどうかを確認する方法がバブル法である。マスクの挿入後、陽圧換気をしながら、水溶性の医療用ゼリーで吸引口の近位端を閉塞させる（図10a）。もしマスク先端が声門に面していれば、漏れ出した麻酔ガスが吸引口を介して排出されてくるため、ゼリーの泡（バブル）ができてしまう（図10b）。一方、正しく挿入されていた場合、麻酔ガスの吸引口からの漏れはないため、ゼリーの位置は変わらないはずである。

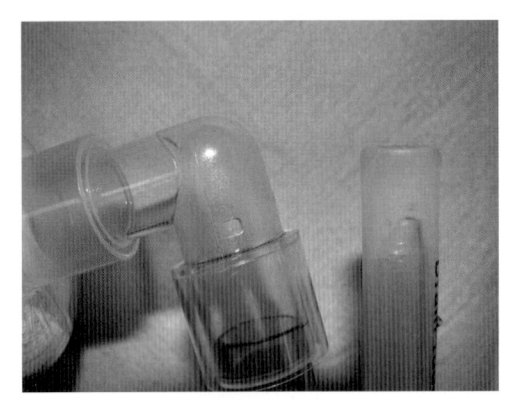

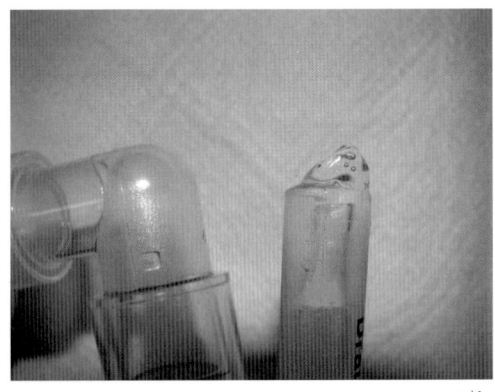

図10　バブルを用いたProSeal™の位置確認のこつ（バブル法）
（a）マスクの挿入後、水溶性ゼリーで吸引口の吸引チャネルの近位端を閉塞させ、その状態で陽圧換気を開始する。
（b）マスク先端の吸引口が正しく食道開口部に面していれば、麻酔ガスがチャネルを介して排出されることはないため、吸引チャネルの近位端に変化が起きない。もし吸引チャネルが声門に面していると、麻酔ガスが吸引チャネルを介して排出してくるため、ゼリーの泡（バブル）ができてしまい、不適切な位置に挿入されたと判定できる。

8 挿入後の固定のコツ

Classic™が正しい位置に挿入されたからといって、これで十分とは言えず、安心していてはいけない。挿入後も麻酔中にもマスクが正しい位置に保持されるようにする必要がある。これにもいくつかコツがある。

チューブを反り返らせない

LMAのチューブにはなだらかな彎曲がついており、挿入後は自然に硬口蓋の彎曲に沿ってもたれかかるため、マスクが麻酔中にずれたりしにくいはずである。しかし、不適切な固定や蛇管の接続により、マスクがずれやすくなる。不適切な固定で最も多いと思われるのは、チューブに頭側への負荷を掛けて反り返らせてしまっていることである（**図11**）。そうならないように、粘着テープで固定するコツとして、主に下顎に固定する。次に、蛇管は尾側からClassic™に接続する（**図12**）。尾側への蛇管の接続により術野に邪魔になる場合は、L字コネクターを2つ接続するとよい（**図13**）[19]。

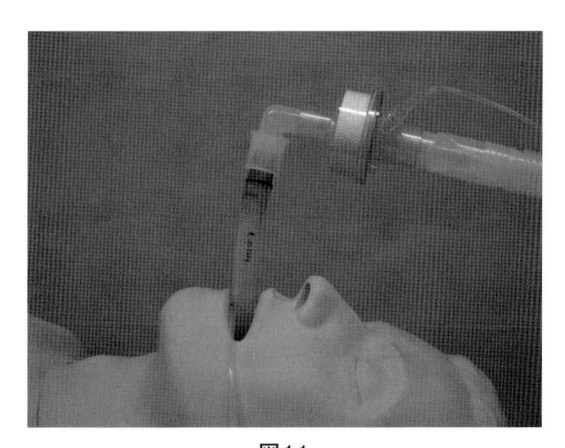

図11
不適切な蛇管の接続。頭側への負荷をかけてClassic™のチューブを反り返らせると、マスクがずれやすくなる。

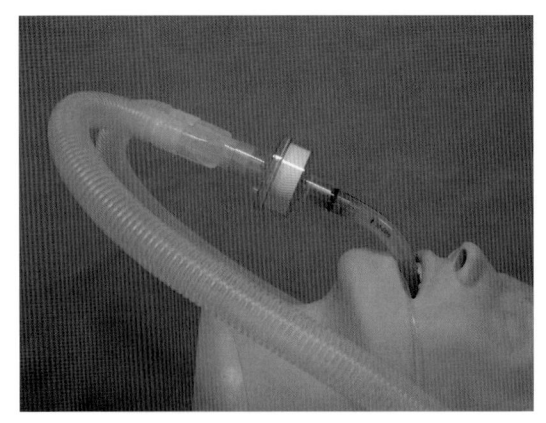

図12
尾側への蛇管の接続で Classic™ がずれにくくなる。

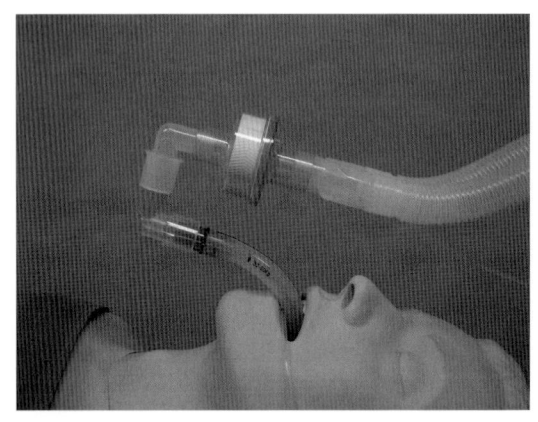

図13
尾側への蛇管の接続により術野に邪魔になる場合は、L字コネクターを2つ接続するとよい。

KEY POINTS

- LMAの挿入のコツとして、マスク背面が口蓋・咽頭後壁から浮き上がらないようにする。
- そのためには、マスクとチューブ間に差し込んだ示指で、チューブに対して常に垂直の圧を加えながら挿入する。
- Classic™の場合スニッフィング頭頸位を、Fastrach™の場合は枕に頭を乗せた自然な頭頸位で挿入する。
- カフを膨らませる時には、チューブを保持しない。
- Fastrach™挿入後は、ハンドルを用いて少し抜いたり、押し込んだりしながら、最も陽圧換気がしやすいマスク位置に調節する。
- Fastrach™を通して気管チューブを進める間、ハンドルを天井に向かって持ち上げておく。

【引用文献】

1) Asai T. Difficulty in insertion of the laryngeal mask. In：Difficulties in tracheal intubation 2nd edition, edited by Latto IP and Vaughan RS. 1997. W.B. Saunders Company Ltd, London, pp 197-214.
2) 桑迫勇登、安本和正．ラリンジアルマスクの挿入法．安本和正編．最新ラリンジアルマスク．東京：克誠堂出版．2005. 39-49.
3) Asai T, Morris S. The laryngeal mask airway：Its features, effects and role. Can J Anaesth 1994；41：930-60.
4) Hall DB, Kushins LG. A laryngeal mask airway "tip". Anesth Analg 1999；89：801.
5) O'Neil B, Templeton JJ, Caramico L, Schreiner MS. The laryngeal mask airway in pediatric patients：factors affecting ease of use during insertion and emergence. Anesth Analg 1994；75：659-62.
6) Brimacombe J, Berry A. Insertion of the laryngeal mask airway--a prospective study of four techniques. Anaesth Intens Care 1993；21：89-92.
7) 浅井隆．ラリンジアルマスクの使用に必要な解剖学的および生理学的知識．安本和正編．最新ラリンジアルマスク．東京：克誠堂出版．2005. 11-29.
8) Asai T, Latto IP, Vaughan RS. The distance between the grille of the laryngeal mask airway and the vocal cords：is conventional intubation through the laryngeal mask safe？ Anaesthesia 1993；48：667-9.
9) Aoyama K, Takenaka I, Sata T, Shigematsu A. The triple airway manoeuvre for insertion of the laryngeal mask airway in paralyzed patients. Can J Anaesth 1995；42：1010-6.
10) Asai T, Howell TK, Koga K, Morris S. Appropriate size and inflation of the laryngeal mask airway. Br J Anaesth 1998；80：470-4.
11) Brain AI, Verghese C, Addy EV, Kapila A. The intubating laryngeal mask. I：Development of a new device for intubation of the trachea. Br J Anaesth 1997；79：699-703.
12) Asai T, Eguchi Y, Murao K, Niitsu T, Shingu K. Intubating laryngeal mask for fibreoptic intubation—particularly useful during neck stabilization. Can J Anaesth 2000；47：843-8.
13) Brain AI, Verghese C, Addy EV, Kapila A, Brimacombe J. The intubating laryngeal mask. II：A preliminary clinical report of a new means of intubating the trachea. Br J Anaesth 1997；79：704-9.
14) Brain AI, Verghese C, Strube PJ. The LMA 'ProSeal'--a laryngeal mask with an oesophageal vent. Br J Anaesth 2000；84：650-4.
15) Howarth A, Brimacombe J, Keller C, Kihara S. Gum elastic bougie-guided placement of the ProSeal laryngeal mask. Can J Anesth 2002；49：528-9.
16) Howarth A, Brimacombe J, Keller C. Gum-elastic bougie-guided insertion of the ProSeal laryngeal mask airway：a new technique. Anaesth Intens Care 2002；30：624-7.
17) Brimacombe J, Howath A. A more 'failsafe' approach to difficult intubation with the gum elastic bougie. Anaesthesia 2002；57：292.
18) Brimacombe J, Brain AIJ, Berry AM. The laryngeal mask airway. A review and practical guide. London：W. B. Saunders, 1997.
19) Crosse MM, Munro H. A Brain laryngeal mask airway connector. Anaesthesia 1990；45：1094.

（狩谷伸享・浅井　隆）

第4章

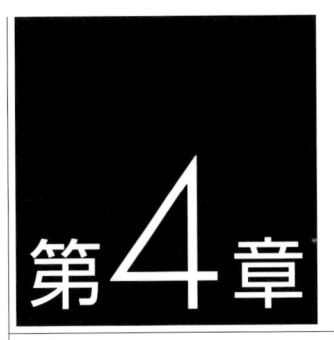

気道確保における多彩な機能

1 LMAを用いた気管挿管
2 LMAを用いた気管チューブ交換
3 気管チューブ抜去時のLMAの使用

ラリンジアルマスク（laryngeal mask airway、以下LMA）は工夫次第で、多彩な気道管理のため補助具となり得る。本章では、
(1) LMAを用いた気管挿管
(2) LMAを用いた気管チューブ交換
(3) 気管チューブ抜去時のLMAの使用
の3つについて述べる。

1 LMAを用いた気管挿管

　標準型LMA（LMA Classic™、以下Classic™）と挿管用LMA（LMA Fastrach™、以下Fastrach™）は、より確実な気道確保の手段だけでなく、主に気管支ファイバースコープを併用することにより気管挿管の補助具としての役割も合わせ持っている。従って、LMAを用いた気管挿管は気道確保困難症対策法として非常に重要であり、このことはASA Difficult Airway Algorithmにも明記されている[1]。そこでまず、代表的な気道確保困難症の気管挿管法である気管支ファイバースコープガイド下挿管との比較により、LMAを用いた気管挿管の役割について考えてみたい（**表1**）。

1. Classic™、Fastrach™を用いた挿管法の利点と欠点—気管支ファイバースコープ挿管法と比較して

(1) 利点

① **気管支ファイバースコープ使用時間を短縮できる。**
　気管支ファイバースコープ挿管法の最大の問題は、前歯列から喉頭までの距離はわずか10数cmにすぎないにもかかわらず、喉頭を見い出すのに時間を要することである[2]。特にこれは全身麻酔下や筋弛緩薬投与下で著しく、また、手技の熟練度にも依存する。しかし、LMAを用いると途中の難所をバイパス出来るため比較的容易に喉頭へ到達でき、時間が短縮される[3]。

② **気管チューブ進行困難の可能性が低い。**
　気管支ファイバースコープ挿管法の2番目の問題は、気管支ファイバースコープが気管内に挿入された後、それに沿わせて気管チューブを気管内に誘導する際（チューブの進行は盲目的）、チューブ先端が披裂部や披裂喉頭蓋ヒダに衝突して進行が妨げられることである（発生率は50〜90％）[4]。この衝突の発生頻度は、LMAを用いると減ることが報告されている[3]。

③ **換気ルートが確実に確保されている。**

④ **挿管操作中の換気が容易である（後述）[5]。**

⑤ **盲目的挿管も可能である（特に、Fastrach™）。**

表1 気管支ファイバースコープ・Classic™・Fastrach™ を用いた挿管方法の比較

操作ステップ	項目	気管支ファイバースコープ挿管	Classic™ を用いた挿管 LMA #3/4	Classic™ を用いた挿管 #5	Fastrach™ 挿管
使用器具（準備）	気管チューブサイズ	特に制限なし	6.0mm以下	7.0mm以下	8.0mm以下
	気管チューブ長さ	特に制限なし	30cm以上必要	32cm以上必要	特に制限なし
	挿管に使用する内視鏡サイズ	6.0mm以下	5.0mm以下	6.0mm以下	6.0mm以下
LMA・エアウェイの挿入	頭位	やや頭頚部伸展	sniffing position	sniffing position	自然位で可能
	LMA・エアウェイの挿入	ファイバー挿管用エアウェイ・容易	容易	確実	比較的容易
換気	気道の確保	不確実	確実	確実	確実
気管支ファイバースコープの挿入	ファイバー視野	やや難	容易	容易	容易（時にやや難）
	ファイバーの声門への挿入	やや難	容易	容易	容易（時にやや難）
チューブの進行	エアウェイの方向・深さ等調整のし易さ	難	難	難	容易
	喉頭部分でのチューブ進行の困難度	しばしば難	容易	容易	容易
	挿管操作中の換気	特殊マスク必要	可能・換気量少	換気量比較的十分	換気十分（8.0mmチューブ）
エアウェイ抜去	挿管後のエアウェイ抜去	容易	難	難	容易
平均的成功率（1回目の試行での成功率）	換気成功率		98%[c]	98%[c]	99 (90) %[c]
	盲目的挿管成功率		59 (51) %[c]	59 (51) %[c]	73 (90) %[c]
	ファイバー挿管成功率	92[a]–98.4[b] %	93%[c]	93%[c]	96 (87) %[c]
挿管全般について	総合	やや難・熟練必要	容易	容易	容易（やや慣れ必要）

a) Langeron O, Semjen F, Bourgain JL, et al. Comparison of the intubating laryngeal mask airway with the fiberoptic intubation in anticipated difficult airway management. Anesthesiology 2001 : 94 : 968-72
b) Ovassapian A. Fiberoptic tracheal intubation in adults. Fiberoptic endoscopy and the difficult airway, 2nd Edition. Edited by Ovassapian A. New York, Lippincott-Raven, 1996, p71-103
c) Brimacombe JR. Laryngeal mask anesthesia. Principles and practice, 2nd Edition. London, Saunders, 2005.

表2

気道確保困難の程度	超難 ──────→ 難
LMA挿入	覚醒下　　覚醒下　　麻酔下
LMA挿入後の気管チューブ挿入	覚醒下　　麻酔下　　麻酔下

⑥　麻酔導入法も気道確保困難度に応じて自由に選択出来る（表2）。

(2) 欠点

① LMAの挿入が必要である。
② 使用できる気管チューブの太さや長さに制限がある（特に、Classic™）。

　　気管支ファイバースコープ挿管法とLMAを用いた挿管法のどちらを選ぶかは、これらの利点と欠点を比較して決定すればよい（表1）。LMAを用いた挿管法を選択した場合、次にClassic™とFastrach™のどちらを用いて気管挿管を行うかを決める。これは、表1から明らかなように気管挿管に関する限り、Fastrach™のほうが有利である。Fastrach™はClassic™を気管挿管用に改良したものであるから当然ともいえる。

　　ではClassic™を用いた挿管法は必要ないのだろうか？　著者らは、初回挿入での換気確立の成功率の高さ[6〜8]、つまり換気性能に対する信頼度の理由でClassic™を用いた挿管法の適応があると考えている。麻酔科医にとっての悪夢の1つに"全身麻酔を導入して筋弛緩薬を投与した後、マスク換気が困難（不可能）と判明し、あわてて気管支ファイバースコープ挿管を含む種々の気管挿管法を試みるも失敗、重度低酸素症までに時間がないといった、患者と麻酔科医に危機的状況"Cannot Ventilate Cannot Intubate（CVCI）状態"がある。Classic™は、このCVCI状態をより確実な気道確保手段として、また気管挿管の補助具として数多く救ってきた[9〜11]。特に、前者の役割において最も信頼できるのがClassic™であることに異論はないと思う。Fastrach™にも気道確保困難症のうちの気管挿管困難対策法として十分なエビデンスがあるが[12〜14]、気道確保の手段としての評価は定まっていない。著者らは換気に関して次に述べる理由から、Fastrach™にはClassic™ほどの効果は期待出来ないと考えている。

　　Classic™とFastrach™の構造上の違いは、エアウェイチューブの硬さである。Fastrach™のエアウェイチューブは気管挿管時に気管チューブ先端の方向を調節するために金属製で、形状や長さが決まっている。従って、患者固有の上気道の解剖に対する調節性に乏しく、うまくフィットしない場合は換気が困難となる（図1）[15,16]。大部分は異なったサイズに入れ替えることで解決するが、Fastrach™の初回挿入成功率は85〜90％とされている[13,14]。これに対して、Classic™のエアウェイチューブは、シリコン製で柔らかく上気道にフィットしやすいので、初回挿入成功率も96〜98％以上である[6〜8]。極限状態であるCVCIでは初回挿入で高い換気改善率を有する意義は大きく、これが信頼性につながっている。つまり、Classic™は、挿管性能においてはFastrach™に劣る

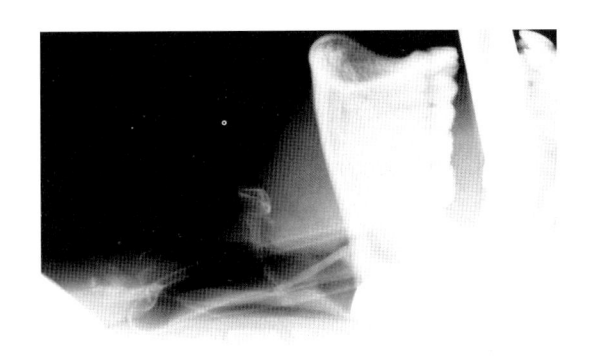

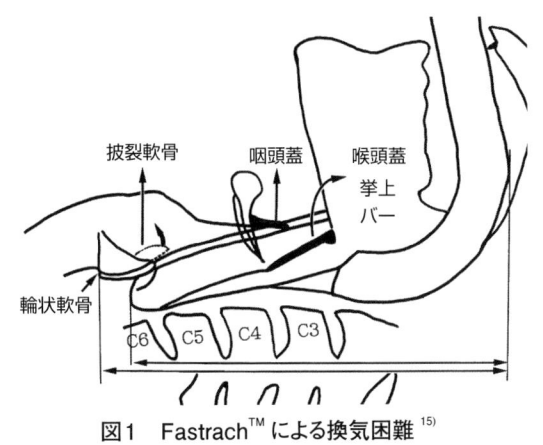

図1　Fastrach™ による換気困難 [15]

1週間前に Classic™#4を用いて問題なく気道管理された症例（172cm、66kg）に、Fastrach™#4を挿入したところ換気が困難であった。頸部側面X線撮影（a）により、硬くて長さと形状の決まったエアウェイチューブのためにマスクが浅い位置にあり、先端で披裂軟骨を前方に押し出し、喉頭入口部が部分的に閉塞している事が判明した（b）。

が、換気に対してはより有用と考えられる。従って、Classic™ を用いた気管挿管法には多少の制限はあるが、換気性能に関する利点が選択の理由となろう。

2. Classic™ を用いた気管挿管法

(1) 準備

　前述したように、Classic™ はもともと気管挿管を主目的に開発されたものではないので、挿管を行うにはいくつかの制限がある。Classic™ を用いた気管挿管法は気道確保困難症の管理を主目的としており、緊急で行われることが少なくないため、実際の場面で試行錯誤していたのでは話にならない。従って、その制限事項を十分理解し日頃から操作手順を十分に把握しておく必要がある。

① **気管チューブの太さ**

　Classic™ の最狭部はスリップジョイントで、その部位を通過するもっとも太い気管チューブは、LMAの#3と#4で内径6.0mm、一方#5で内径7.0mmである。ただし、

表3　Classic™を用いた気管挿管に適した気管チューブ

気管チューブタイプ	製造元	内径6mm（#3/4用）長さ(cm)	外径(mm)	可否	内径7mm（#5用）長さ(cm)	外径(mm)	可否
標準型気管チューブ							
クリアーロープロ気管内チューブ	Mallincrodt	28.5	8.2	×	31	9.5	×
ソフトシールカフ付気管内チューブ	Portex	28.5	8.2	×	30.5	9.6	×
HVT気管内チューブ	Sheridan	28.5	8.2	×	30	9.6	×
トラキロン	テルモ	28.5	8	×	30	9.3	×
PVソフト気管内チューブロープロタイプ	富士システム	29	8	×	30.5	9.3	×
セーフティークリアソフト気管チューブ	Rusch	29	8	×	32	9.3	○
らせん入り気管チューブ							
リンフォース[a]	Mallincrodt	32	8.2	○	32	9.6	○
スパイラルフレックス経口用[a]	Sheridan	24.5	8.8	×	29	10	×
スパイラルフレックス経鼻用[a]	Sheridan	28	8.8	×	31	10	×
マーフィースパイラル気管チューブ[a]	Rusch	32	8.4	○	32	9.9	×[c]
らせん入り気管内チューブ	富士システム	27	8.7	×	33	10	×[c]
スパイラルワイヤー型ソフト	Cliny	28	8.7	×	33	10	×[c]
その他の気管チューブ							
MLTチューブ	Mallincrodt	33	8.2	○	なし		
経鼻用RAEチューブ	Mallincrodt	35	8.2	○	38	9.5	○
ノースポーラーカフ付き気管チューブ	Portex	>40	8.8	○	>40	10.2	×[c]
LTSチューブ[b]	Sheridan	32.5	8.5	○	なし		

＊気管チューブの長さには、同一メーカー、同一製品、同一サイズでも若干誤差があることに注意。
a) スリップジョイントが外れないことに注意（LMAだけを抜去する事が出来ない）。
b) カフが破れやすいので注意。
c) 外径が大きいのでエアウェイチューブを通らない。

重要な点は内径ではなく外径であり、♯3と♯4は外径9.0mm、一方♯5では外径9.6mmの気管チューブが目安となる（**表3**）。

② 気管チューブの長さ

　　Classic™を用いた気管挿管を行うには気管チューブの長さも重要である。即ち、LMAの♯3、4ではエアウェイチューブの全長（20cm）にLMAスリットから声門までの距離（3〜4cm）[17]を加え、さらに気管チューブカフから先端までの長さ（約5.5〜6cm）の合計である29〜30cm以上の長さの気管チューブが必要である（**図2**）。しかし、通常の6.0mm気管チューブの長さは29cm前後であり、長さ30cm以上の気管チューブが必要である（**表3**）[18]。また、LMAの♯5のエアウェイチューブは♯3♯4よりも

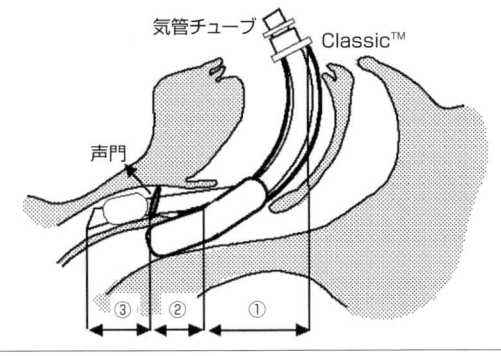

気管チューブ　Classic™
声門

① LMAエアウェイチューブの全長
　　#3／4：20cm、#5：22cm
② LMAスリットから声門までの距離
　　3～4cm
③ カフから先端までの距離
　　5.5～6cm

図2　Classic™を用いた気管挿管法に必要な気管チューブの長さ

"LMAのエアウェイチューブの全長＋LMAスリットから声門までの距離＋気管チューブカフから先端までの距離"以上の長さの気管チューブが必要である。LMA#3と#4で、30cm以上の長さを有する6mm気管チューブが、#5では32cm以上の長さの7mm気管チューブが必要となる。

2cm長いので、結局長さが32cm以上の7.0mm気管チューブが必要となる（**表3**）。

　LMAのチューブをスリップジョイントと一緒に数cm切断すると、#3、#4のLMAに対しても通常の6.5mm気管チューブが使用可能となる。この際に問題となる事は、スリップジョイントはチューブに糊付けしてあり、なかなか外れないため、予め同じサイズのスリップジョイントを準備しなくてはならない。ただしメーカーはエアウェイチューブを切ることを推奨していない。

③　パイロットバルーンの形状

　気管チューブのパイロットバルーンが、LMAチューブ内を通過できないことがある。これはLMAを残したまま使用する場合はよいが、挿管後、気管チューブを残したままLMAを抜去する時に問題となる。重要なことは、現在使用している気管チューブを実際にLMAチューブに通し、気管チューブの太さ、長さ、カフのパイロットバルーンなどが適切であるかを予め確認しておくことである。

(2) 手順

①　**潤滑化**：気管チューブに潤滑剤を十分塗布しておく。
②　**LMA挿入**：Classic™挿入後、カフを膨らませて気道の開通を確認する。
③　**気管支ファイバースコープ挿入**：気管チューブをLMAチューブ出口付近まで挿入後、その中に気管支ファイバースコープを通して、喉頭入口部、声門、気管へと進める。換気を維持しながら行う場合については後述する[5]。
④　**気管チューブ挿入**：気管支ファイバースコープに沿わせて気管チューブを慎重に気

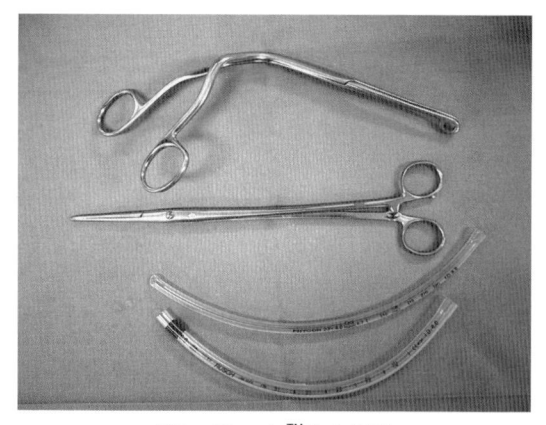

図3 Classic™抜去用具
上：マギール鉗子、中：25cmペアン、下：抜去用ロッド（LMA#3#4では5mm、#5では6mmのカフなし気管チューブ）。

管内へ進める。

⑤ **気管チューブ先端の位置確認**：気管チューブ先端が気管分岐部より上にあることを確認したら、気管支ファイバースコープを抜去する。

⑥ **最終確認**：気管チューブのカフを膨らませて、聴診、カプノグラム等でチューブが正しい位置にあることをもう一度確認する。

⑦ **固定**：LMAのカフを脱気し、LMAと一緒に気管チューブを固定する。長時間でなければ換気はこれで十分だが、長期留置などのためにもっと太い気管チューブが必要な場合は、チューブ交換器等を用いて入れ替えを行う。

　LMAだけを抜去する場合、マギール鉗子、25cmペアン、抜去用ロッド（LMA＃3＃4では5mm、＃5では6mmのカフなし気管チューブ）などを用いて行う（**図3**）。

(3) 気管チューブ通過に付随するコツと問題点

　最も重要なことは、気管チューブに十分潤滑剤を塗って滑りを良くしておくことである。また、カフが破れやすい気管チューブがあるので注意が必要である。気管チューブがLMAチューブ内、喉頭、声門、そして気管へ進んでいく際の障害物について少し述べる。

① **スリット**：Classic™には喉頭蓋を巻き込まないようにチューブ開口部にスリットが2本ある。気管チューブの先端がスリットに当たるとLMAチューブの長さ（＃3＃4で20cm、＃5で22cm）で抵抗を感じ、気管チューブの進行が妨げられる（**図4**a）。しかし、LMAを挿入する前に予め気管チューブをLMAチューブ内に通して先端をスリットより先に出しおくか、気管チューブ先端のベベル（先進部）を12時の方向に向けておけば、この問題は解決する。また、気管支ファイバースコープで見ながら気管チューブを進めればスリットをくぐらせることも可能である。

② **喉頭蓋**：喉頭蓋がLMA内で押し倒される（downfolding）ことがあるが（**図4**b）、

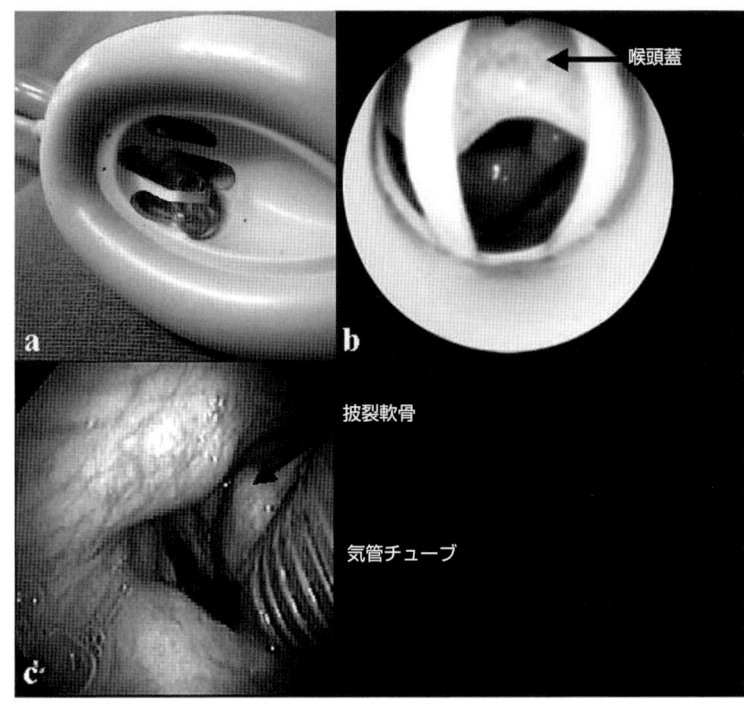

図4 Classic™を用いた気管挿管法における、気管チューブ進行の際に起こる障害物

(a) Classic™のスリット、
(b) 喉頭蓋（ダウンフォールディング）、
(c) 喉頭入口部組織（写真は、気管チューブ先端が披裂軟骨に衝突して進行が妨げられている）。

気管支ファイバースコープが喉頭蓋の下をくぐって気管内に挿入できれば、気管チューブが喉頭蓋に引っかかることは少ない。解決しない場合には、気管支ファイバースコープ観察下にアップダウン法を試みる。

③ **喉頭入口部組織**：気管内に挿入された気管支ファイバースコープに沿わせて気管チューブを進める際に一番問題となるのは、気管チューブ先端が喉頭入口部の組織（主に披裂部や披裂喉頭蓋ヒダ）にぶつかって進行が妨げられることである（50〜90%、図4c）[4]。これは、気管支ファイバースコープと気管チューブの太さの差が主原因と考えられている[19]。Classic™を用いた気管挿管の場合、比較的細い気管チューブを用いるので太さの差は小さく、通常の気管支ファイバースコープ挿管時より発生頻度は低いとされている[3]。気管チューブは背側から喉頭入口部へ進んでいく事が多いので、スリットの時と同じように先端のベベル（先進部）を12時の方向に向けておくとよい。

④ **喉頭入口部から気管まで**：気管チューブ先端がこの位置までくれば大体成功したと考えてよいが、弱いながらも抵抗を感じる場合は（前交連など）、チューブを丁寧に回転させながら進める。

（4）気管支ファイバースコープが使用できない場合

　Classic™を通しての盲目的気管チューブ挿入の成功率は20〜93％と、報告者による差に大きな幅がある。成功率が高いとする報告は初期の研究に多い傾向がある[20, 21]。気管チューブの代わりに、LMAチューブ内にチューブ交換器等を盲目的に挿入して進行状態を観察すればよくわかるが、チューブ交換器はマスク面に沿って食道方向へ進み気管内には到達しにくい（図5）。従って、Classic™を用いた気管挿管には気管支ファイバースコープを併用することが望ましいが、それが使用出来ない時もあり、盲目的気管チューブ挿入の成功率を上げるための工夫を記す。意図なく挿入すると気管チューブは食道方向へ進むので、ポイントはチューブ先端を腹側（喉頭入口部方向）に向けるようなイメージを持つことである。

① 補助具の使用：金属スタイレットを外したトラキライト™、ガムエラスティックジー™、気管チューブ交換器などをイントロデューサーとして用いる（図6）[22]。補助具の先端が前方（腹側）に向くように工夫する。

② 頭頸位を嗅ぐ姿勢に保つ[23]。これで失敗した場合は頭部屈曲や頭部伸展で試みる。

③ 気管チューブに、先端からLMAチューブの長さ（＃3＃4で20cm、＃5で22cm）の位置、それより3cm近位部（気管チューブ先端が声門に届く距離）にマークをつけておき、LMAの開口部から気管チューブ先端までの距離で通過の障害物を予測して対策を立てる[24, 25]。

　これらの方法を用いれば、成功率が上がることが証明されている[20, 21]。しかし、盲目的操作を繰り返し行うと喉頭の外傷が発生し、気道管理が困難になることを銘記すべき

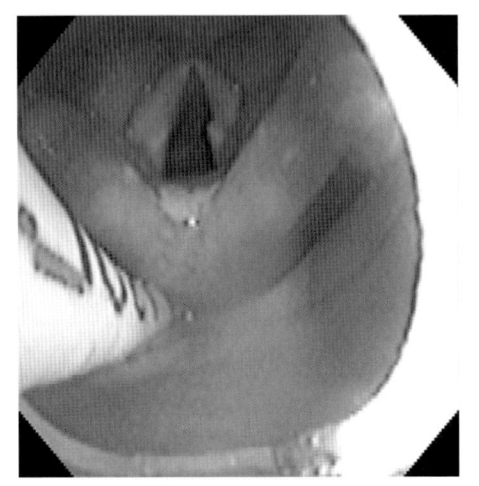

図5　Classic™を用いた気管挿管法において、気管チューブを盲目的に進めた場合の進行方向

気管チューブの代わりに Classic™ のエアウェイチューブ内にチューブ交換器を盲目的に挿入した後、気管支ファイバースコープで観察した。チューブ交換器はマスク面に沿って食道方向へ進行している。気管の方向へは進みにくい。

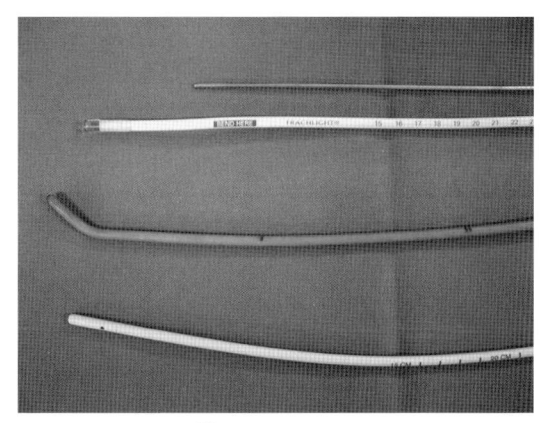

図6　Classic™を用いた気管挿管法における
盲目的気管挿管の補助具

上：金属スタイレットを外したトラキライト™、中：ガムエラスティックブジー™、下：気管チューブ交換器。

である。従って、もしCVCI状態で換気困難がClassic™によって改善され、次の方策をとるまでに時間的余裕ができたならば、焦らずに気管支ファイバースコープを準備した方が安全であろう。

3. Fastrach™を用いた経口気管挿管

(1) Fastrach™とは

　　気道確保困難症例に対して、Classic™は換気用器具として[1,6,10]、また気管挿管の補助具として有用[18,20]だが、挿管用補助具としては前述のように制限や欠点がある[1,7,17]（表1）。これらの欠点を改善し、挿管により適したLMAがFastrach™である[26〜29]。近年大規模な臨床研究により、多くの気道確保困難症例に対して、Fastrach™の換気用具、挿管用具としての有用性が示された[12〜14]ことは特筆すべきであろう。これらの研究によると気道確保困難症例におけるFastrach™の換気成功率は100%[13,14]（ただし1回目の試技での挿入では88.7〜91%[13,14]）、盲目的挿管の成功率は94〜96.5%[12,13]（1回目では71〜75.5%[12,13]）、光ガイド下挿管の成功率は98%[14]（1回目では86%[14]）、気管支ファイバースコープ挿管では1回目で100%[13]と、非常に高い成功率を得ている。またFastrach™を用いた気管挿管は、換気を維持したまま行うことができるが[5]、これについては後述する。

(2) Fastrach™を用いた気管挿管の利点

　　Fastrach™を用いた気管挿管には、Classic™を用いた挿管と比較して以下のような利点がある[26〜29]（表1）。

① Fastrach™の金属性のエアウェイチューブはClassic™に比べて太くて短い（内径13mm、長さ15cm）ため、内径8.0mmまでの気管チューブが挿入でき、気管チューブの長さにも制限はない。このため挿管時の気管支ファイバースコープも直径6.0mmま

で使用できる。また気管挿管終了後のLMA抜去もより容易である。
② 金属製エアウェイチューブは人間の自然位における気道の形状に一致した彎曲を持ち、頭頸部は自然位で挿入できる。これは頸椎の不安定性を有した患者に有利である[30, 31]。
③ 金属性のハンドルが付属しており、Classic™のように示指でマスクを押しつけなくても、マスク部分は自然と硬口蓋に沿って比較的容易に挿入できる。またこのハンドルにより位置の微調整を片手で容易に行える。
④ 開口部には喉頭蓋挙上バーがあり、挿入時に喉頭蓋が開口部に倒れかかっても（喉頭蓋のdownfolding）挿管時には持ち上げることができる。
⑤ 開口部にランプ（傾斜台）があり、気管チューブが腹側・正中に向かって進行するように設計されている。

(3) 挿管方法の種類：盲目法、光ガイド法、気管支ファイバースコープ併用法

Fastrach™を用いた気管挿管では、気管チューブを気管内へ進める際に使用する器具により数種類の方法が行われているが、主なものは、①盲目的挿管[13, 26〜29]、②気管支ファイバースコープガイド下挿管（気管支ファイバースコープ併用挿管）[12, 32]、③光ガイド下挿管[14, 33]であろう。盲目的挿管は気管支ファイバースコープや光ガイドが利用できない状況下でも行うことができるという利点がある。通常の盲目的挿管の成功率は最終的には90〜96.5%[12, 13, 25]で、最初の試技ではおよそ73%と言われている[25]。それに対して光ガイド法では1回目の試技で平均84%、最終的には平均すると99%で挿管が可能である[25]。一方気管支ファイバースコープ併用挿管の成功率は1回目で平均87%、最終的には96%と言われており[25]、1回目および最終的な成功率はいずれも盲目的挿管よりも高い。なお気管支ファイバースコープ併用挿管では気道確保困難症例であっても1回目で100%成功したという報告もある[13]。盲目的挿管が不可能な場合や危機的状況においては、頻回の試技により気道組織の出血や浮腫を引き起こす前に気管支ファイバースコープ併用挿管に切り替えるべきである。

(4) 挿管用具準備

① **Fastrach™**：Fastrach™は現在#3、4、5と3種類のサイズがあるが、マスクの挿入と挿管に成功するには、まずは適切なサイズの選択が必要である（**第3章参照**）。マスクは完全に脱気し、使用直前に背面のみに潤滑剤を塗布して準備しておく[24]。

② **気管チューブ**：気管チューブは内径が8.0mm以下ならば標準型チューブ[32, 34]、らせん入りチューブ[35]、およびFastrach™専用チューブ[12, 13, 26]が使用できる。チューブの種類による成功率の違いは明らかでないが、通常のらせん入りチューブよりも、Fastrach™専用チューブの方が成功率が高いと報告されている[35]。専用チューブはシリコン性でらせんが入っており、内径7.0、7.5、8.0mmの3種類のサイズがある[24]。チューブの先端部分は喉頭を損傷しないという目的により柔らかく、さらに声門通過を容易にするようにカーブが付いている。またチューブ先端から15cmの位置に横線の

マーカーがあり、Fastrach™チューブ内に挿入したときに、気管チューブ先端がマスク開口部に位置する事を示すとともに深さがわかる。使用直前に気管チューブに潤滑剤を塗布し、数回エアウェイチューブ内を出し入れして、チューブ内にも潤滑剤を行き渡らせる。喉頭蓋挙上バーが抵抗無く持ち上がることも確認しておく。

③ **気管支ファイバースコープ**：気管挿管には外径6.0mm以下ならば利用可能である。

④ **抜去用ロッド**：Fastrach™は留置すると咽頭粘膜損傷の危険があるため、気管挿管後はすぐに抜去するべきである[36]。抜去時に気管チューブが抜去されないように保持するための専用のロッド（長さ20cm）が必要である。

(5) Fastrach™による盲目的挿管の実際[13, 24, 25]（第3章：挿入のコツ参照）

① **Fastrach™挿入**：挿入には、患者の頭部を低めの枕に乗せて、頭頸部を自然位とする。右手でハンドルを保持し、マスク背側部分を硬口蓋へと押し当てて2～3回前後に滑らせ、硬口蓋に潤滑剤をなじませる。そのままマスク部分を硬口蓋に押し当てながら、ハンドルを弧を描くように頭側へと移動させ、硬口蓋・軟口蓋・咽頭後壁の彎曲に沿わせる様にマスクを咽頭喉頭部へと挿入する。パイロットバルーンに空気を注入して、カフを膨らませる。カフ圧は約60mmHgを目安にするが、カフ注入量は最大空気注入量の約1/2～2/3程度で十分なことが多い[24]。Fastrach™を呼吸回路に接続して胸部視診、聴診、カプノメータにて換気成功を確認する。

② **最適位置の確認（Chandy手技1）**：右手でバッグ換気を行う際に、左手でハンドルを保持しFastrach™を矢状面上で少し回転させ、換気が最も抵抗なく行える位置を探すことが重要である。換気が最適に行える位置が挿管にも最適な位置となる[13, 25]。

③ **気管チューブの挿入**：左手でハンドルを操作して上述の最適位置を保持しながら、Fastrach™内に気管チューブを挿入し、15cmまで進める（専用チューブではマーカーの位置）。この位置ではまだチューブ先端はマスク開口部から出ていない。

④ **Chandy手技2（図7）**：気管チューブをさらに進める直前（先端が喉頭蓋挙上バーを持ち上げ始める直前）に、Fastrach™のハンドルをわずかに（2～3mm）腹側に持ち上げ（手前に引くのではなく）マスク部分を咽頭後壁から離すようにすると、チューブの声門への通過が容易になる[13, 24]。この操作によって盲目的挿管が1回で成功する確率が78％から95％に上昇したと報告されている[13]。

⑤ **気管チューブの進行**：左手でハンドルを保持し、エアウェイチューブ内の気管チューブを15cmの深さからまず1.5cmだけゆっくりと進めて行く。特に抵抗がなければ、チューブは喉頭蓋挙上バーを押し上げ、声門に向かっているはずである。そのままさらに気管チューブを気管内へと進める。盲目的挿管の場合は気管チューブの正しい深さは分からないので、上顎前歯の位置で22～23cmを目安にチューブを進め挿管操作を終える。胸部視診、聴診、カプノメータにて気管挿管を確認する。

⑥ **Fastrach™抜去**：専用ロッドで気管チューブの近位端を押さえて、LMAを抜去する。

⑦ **気管チューブの挿入困難**：気管チューブを進めると抵抗を生じる場合は、抵抗を感

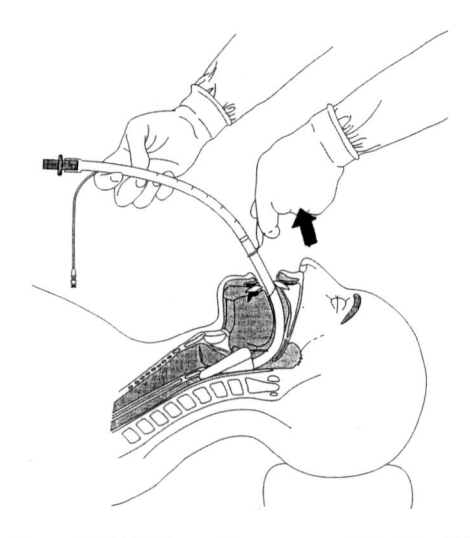

図7 盲目的挿管におけるChandy手技（第2段階）

挿管直前にハンドルを少し持ち上げ（矢印）、Fastrach™のマスクを咽頭後壁からわずかに持ち上げる。これにより喉頭と気管チューブの位置関係が改善し、披裂軟骨に衝突するのを防止、気管挿管が容易になる。
（文献37）浅井隆. LMA Fastrachを使いこなそう：LMAは気道確保の困難な症例で有用！. Lisa 2005；12：596-600より引用）

じた位置によりチューブ挿入不可の原因が推察される（**表4**）[13, 24, 25, 37]。その場合の対処方法も**表4**に示した[13, 24, 25]。チューブの挿入を再度試みる時は、もう一度バッグ換気を行いながらハンドルでマスクの位置を調節し、換気が最も抵抗なく行える位置で再試行を試みる。

(6) Fastrach™による気管支ファイバースコープガイド下挿管の実際[24, 25]（図8a〜d）

① **Fastrach™挿入・最適位置の確認**：Fastrach™の挿入は盲目的挿管の場合と同様に行う（**第3章参照**）。挿管に気管支ファイバースコープを使用する時も、まずは換気が最も抵抗なく行える位置を探すことは重要である。その位置が本法における挿管にも最適な位置である。

② **気管チューブの挿入**：Fastrach™内に気管チューブを挿入し、深さ15cmまで（チューブ先端がマスク開口部の喉頭蓋挙上バーの位置まで。専用チューブではマークまで）進める。

③ **気管支ファイバースコープの挿入、進行（図8a）**：気管支ファイバースコープを気管チューブ内に進め、喉頭蓋挙上バーを確認する。気管支ファイバースコープにより喉頭蓋挙上バーを押し上げるのは困難で、かつ気管支ファイバースコープを損傷する可能性もあるため、この時点では気管支ファイバースコープをチューブ先端より突出させない。気管チューブと気管支ファイバースコープの両者を同時に進め、チューブ先端により喉頭蓋挙上バーを押し上げる（図8b）。

③-1）**気管チューブ先行**：声門が直下に確認できれば、そのまま気管チューブと気管支

気道確保における多彩な機能 第4章

表4 Fastrach™を用いた盲目的挿管時の挿管困難の原因と対処

チューブ進行時の抵抗位置	原因	対処
0〜1.5cm	喉頭蓋挙上バーが披裂軟骨に当たり持ち上がらない。(Fastrach™のサイズが大きすぎ)	サイズの小さいFastrach™を再挿入
1.5〜2cm	喉頭蓋のdownfolding	気管チューブを抜去し、マスクカフを膨らませたままを少し（6cmまで）引き抜き、再挿入して（up and down manoeuvre）、チューブ進行再試行
2〜4cm	喉頭蓋挙上バーが喉頭蓋に届かず持ち上げられない。チューブは喉頭蓋谷に迷入。(Fastrach™のサイズが小さすぎ)	サイズの大きなFastrach™を再挿入
4〜6cm	気管チューブが下咽頭に迷入。(Fastrach™のサイズが大きすぎ)	サイズの小さいFastrach™を再挿入

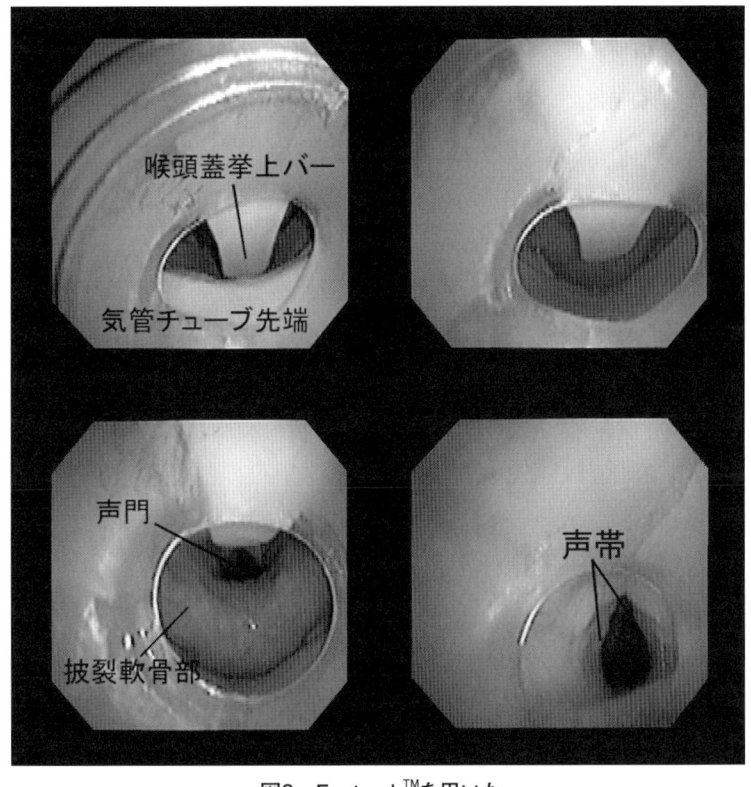

図8 Fastrach™を用いた
気管支ファイバースコープ挿管中の気管支スコープの視野
(a) 気管チューブ先端が喉頭蓋挙上バーを持ち上げ始める直前
(b) 気管チューブ先端が喉頭蓋挙上バーを持ち上げ始めたところ
(c) 気管チューブを進めると喉頭蓋挙上バーにより喉頭蓋が持ち上げられ声門が見えはじめる
(d) さらに気管チューブを進めるとチューブが声門へと向かう

ファイバースコープを同時に気管内へと進める（図8c, d）。

③-2) 気管支ファイバースコープ先行：またチューブの先端が喉頭蓋挙上バーを押し上げた後、気管チューブの進行方向と声門とが一直線上にないときは、気管支ファイバースコープをチューブ先端より先に進めて声門から気管内へと挿入しても良い。その気管支ファイバースコープをガイドに気管チューブを声門、気管内へと進める。

④ 気管挿管完了：気管支ファイバースコープ観察下に気管チューブの先端を気管分岐部より4〜5cm近位に位置させ、気管挿管は完了する。胸部視診、聴診、カプノメータにて気管挿管を確認する。

(7) Fastrach™による光ガイド下挿管の実際[33]

① Fastrach™挿入・最適位置の確認：盲目的挿管、気管支ファイバースコープ挿管時と同様である。

② 気管チューブの挿入・進行：光ガイドのトラキライト™のワンドから金属スタイレットは抜去して、気管チューブ内に装着しておく。Fastrach™内に気管チューブおよびトラキライト™を挿入し、進めていく。チューブが喉頭入口部へと正しく進行している場合は、頸部正中の輪状甲状間膜に明瞭な透過光が観察できる。頸部透過光が左右にずれたり、チューブの進行に抵抗がある場合はFastrach™の位置を調節し、チューブの進行を再試行する。

(8) Fastrach™を用いた気管挿管の問題点・合併症

気道確保困難症例に対するFastrach™による気管挿管の成功率は高いと報告されているが[12〜14]、万能ではない。マスク挿入・換気成功率及び盲目的挿管の成功率は、1回目の試技に限ると、それぞれの平均は84〜91%、73%と報告され（最終的成功率はそれぞれおよそ98〜99%、90%）[25]、度重なる試技が必要な場合もあり、注意を要する。また開口が2.5cm未満の場合はFastrach™の挿入が困難であり、2cm未満では挿入不可能である[38]。Fastrach™の金属製エアウェイチューブは固く、挿入の深さも決まっている[25]ため、気道閉塞による換気困難[15]の報告もある。頸部の手術や放射線療法後の患者では頸部組織の繊維化により組織の柔軟性が失われており、Fastrach™を正しい位置に挿入するのが困難と報告されている[13]。

Fastrach™による合併症について、咽頭痛や気道組織の損傷など気道の傷害は、喉頭鏡による挿管および、Classic™使用時と特に違わないようである[25]。しかし、盲目的挿管による食道穿孔[39]、挿管時の気管チューブによる喉頭蓋の巻き込みに起因する喉頭蓋の浮腫なども報告されている[40]。従ってFastrach™留置および挿管時には愛護的操作が必要である。

4. Classic™およびFastrach™を用いた挿管中の換気

(1) 概説

Classic™あるいはFastrach™を用いた気管挿管は通常は比較的短時間に行えるが、操

作が長引く場合もあり、その際は低酸素血症の危険性がある[25, 26, 33]。低酸素血症を防止するには、LMAを用いて陽圧換気または自発呼吸を維持したまま、気管挿管操作を行うことも可能である[5, 25, 26, 41]。そのためにはさまざまな器具の準備と取り扱いに慣れ、各器具の換気能力への影響を知っておかなければならない。

(2) 気管支ファイバースコープガイド下気管挿管中の陽圧換気

① **準備**：気管支ファイバースコープ挿管操作中の陽圧換気は、気管チューブと気管支ファイバースコープとの間隙を通して行われる（図9）ので、換気スペースをできるだけ大きくするために気管チューブは最大のサイズを、一方気管支ファイバースコープは細いものを用いる必要がある[5]。しかしあまり細い気管支ファイバースコープでは換気量は増加するが、チューブとスコープの間隙が大きくなるためチューブ進行困難の可能性が増す[4]。よって、以下のような組み合わせが良い[5]。

1) ＃3または＃4Classic™の場合：
- 6.0mm気管チューブ（経鼻用RAEチューブ等の長さが十分あるものが望ましい。詳しくはP47～49参照）
- 外径4.0mm気管支ファイバースコープ

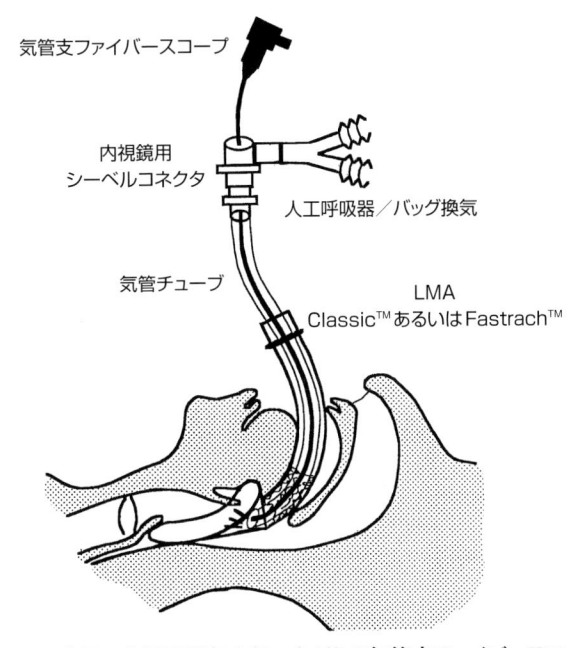

図9 LMAを用いた陽圧換気を行いながらの気管支ファイバースコープ挿管

Classic™あるいはFastrach™の挿入後、エアウェイチューブ内に気管チューブを挿入する。気管チューブに内視鏡用シーベルコネクタを装着して麻酔回路に接続後陽圧換気を開始する。気管支ファイバースコープを内視鏡用シーベルコネクタより進め、それをガイドに気管挿管を行えば、陽圧換気を維持したまま気管挿管が可能である。

（文献5）Aoyama K, Yasunaga E, Takenaga I, et al. Positive pressure ventilation during fibre intubation : cpmparison of the laryngeal mask airway, intubating laryngeal mask, and endos mask techniques. Br J Anaesth 2002；88：246-54より引用）

- 5.0mm小児用カフなし気管チューブ：マスク抜去時に気管チューブが抜けないように固定するために使用する。
2) ＃5 Classic™の場合：
- 7.0mm気管チューブ（経鼻用RAE等チューブ）
- 外径4.0mm気管支ファイバースコープ
- 6.0mm小児用カフなし気管チューブ：マスク抜去時の固定具として使用する。
3) Fastrach™の場合：
- ＃3〜5のFastrach™
- 8.0mmのFastrach™用特製チューブ、
- 外径4.0mm気管支ファイバースコープ
- マスク抜去時の固定用専用ロッド

またすべての場合に内視鏡用シーベルコネクタが必要となる。

② **気管支ファイバースコープ挿管中の陽圧換気の方法**[5]（図9）

陽圧換気を維持したまま気管支ファイバースコープ挿管を行う場合の手順は、以下のようである。

1) Classic™あるいはFastrach™を挿入し、バッグ換気により換気の適切性を確認する。
2) LMAチューブ内に気管チューブを挿入する。
3) 気管チューブに内視鏡用シーベルコネクタを装着して陽圧換気を開始する。人工呼吸器でも用手的バッグ換気でも可能である。
4) 気管支ファイバースコープを内視鏡用シーベルコネクタより気管チューブ内、声門、気管へと進め、それをガイドに気管チューブを気管内へと挿入する。胸部聴診、カプノメータにて気管挿管を確認する。
5) Classic™は必要なら抜去する。Fastrach™は抜去すべきである[36]が、このとき気管チューブが一緒に抜けないようにチューブを固定器（小児用チューブ、専用ロッド）で押さえておく。

③ **気管支ファイバースコープ挿管中の陽圧換気能力の定量**[5]

体型が中等度の成人に対して＃3または＃4のClassic™、＃5のClassic™およびFastrach™を用いた気管支ファイバースコープ挿管中に、気道内圧＝20cmH$_2$O、換気回数＝12回／分で人工呼吸を行った場合の平均呼気一回換気量を**表5**に示した[5]。＃3または＃4のClassic™では、6.0mm気管チューブと4.0mm気管支ファイバースコープの隙間が狭いため、平均呼気一回換気量は、2.6ml/kg程度と不十分であるが、これでも短時間の酸素化を保つことは可能と考えられる。より多い分時換気量を得るには、換気回数を増加させる必要がある。一方＃5のClassic™では、7.0mmの気管チューブを用いることができるので、平均呼気一回換気量は、5.3ml/kgに増加し、十分な換気が行えると考えられる。Fastrach™での挿管操作中の平均呼気一回換気量は、7.1（2.3）

表5　Classic™・Fastrach™を用いた
気管支ファイバースコープ挿管中の平均呼気一回換気量

	平均呼気一回換気量（ml/kg）
Classic™・#3/#4	2.6（SD 1.0）
Classic™・#5	5.3（SD 1.5）
Fastrach™	7.1（SD 2.3）

（文献5) Aoyama K, Yasunaga E, Takenaka I, et al. Positive pressure ventilation during fibreoptic intubation: A comparison of the laryngeal mask airway, intubating laryngeal mask and endoscopy mask techniques Br. J. Anaesth 2002；88：246-54より一部引用）

ml/kgで、これも十分な換気量が得られる。しかし、気管チューブとエアウェイチューブの間隙からかなりのリークがあり、8.0mmよりも細い気管チューブの使用では十分な換気量は得られない。

　これらの換気量は通常の成人で行ったものであり、高度肥満、低肺コンプライアンスや気道内圧の高い患者では換気量はもっと減少すると考えられ、注意が必要である。もう一つの注意点として、気管チューブのカフがClassic™のグリルまたはFastrach™の喉頭蓋挙上バーを通過した後は、気管チューブとエアウェイチューブの間の気密性が失われリークが起こる。もし、喉頭部分（披裂軟骨や喉頭蓋）でチューブの進行が困難となった時には、このリークのため換気を行うことはできない。その場合、気管チューブをもう一度エアウェイチューブの中に引き戻すと換気の維持が可能となる。

（3）盲目的挿管中の陽圧換気

　気管支ファイバースコープ併用挿管中と同様に、Classic™あるいはFastrach™を用いた盲目的挿管中も陽圧換気の維持が可能であるが[25, 26]、これらを定量した論文は現在ない。盲目的挿管中は気管チューブ内に気管支ファイバースコープがないので換気のためのスペースが大きく、気管支ファイバースコープ挿管の場合より大きな換気量が得られるのは明白であろう。しかし、Classic™を用いた盲目的挿管の成功率は高くないので（前述）換気が行えても実用的ではない。通常成人においてFastrach™を用いた盲目的挿管中に20cmH$_2$Oの換気圧で換気を行うと、一回換気量はほぼ100～300ml（7.0mm気管チューブ使用時）、300～500ml（7.5mm使用時）、500～700ml（8.0mm使用時）であり（未発表データ）、気道確保困難症例において低酸素血症を防止するのに有効と考えられる。

（4）自発呼吸下でのLMAを用いた挿管中の換気

　予期された、または判明している気道確保困難症例等では、自発呼吸下でのClassic™あるいはFastrach™を用いた挿管操作も可能である。しかし、盲目的挿管時や気管支ファイバースコープ挿管時の自発呼吸状態を定量的に調査した論文はなく、十分な呼吸が得られるかどうかは不明である。特に＃3、＃4のClassic™を用いた気管支ファイバースコープ挿管時は気管チューブ（6.0mm）と気管支ファイバースコープ（4.0mm）の隙間

が狭いため、呼吸抵抗が上昇し、十分な自発呼吸が得られないので注意が必要である。

2 LMAを用いた気管チューブ交換

経口-経口の気管チューブ交換は、チューブ交換器を用いて行えば円滑に行える。しかし、この方法の問題は古い気管チューブを抜去した後、新しいチューブをチューブ交換器に沿わして進める際、チューブ先端が喉頭（主に、披裂部や披裂喉頭蓋ヒダ）にぶつかって気管内への進行困難が起こることである（50〜90％）[4]。これを最小にするために、Classic™を用いて行う方法が報告されている[42]。これは換気を中断することなくチューブ交換が行えるので安全な方法であるが、Classic™を用いた気管挿管同様、使用できるチューブの長さや太さに制限がある。

手順
① 十分な麻酔深度もしくは筋弛緩薬投与下に気管内や上気道の分泌物を十分吸引する。
② 気管チューブを留置したままClassic™を挿入してカフを膨らます。換気は古い気管チューブで行う。
③ LMAチューブ内に気管支ファイバースコープを通した新しい気管チューブを挿入する。
④ 古い気管チューブのカフから空気を抜き、チューブと声門の隙間より気管支ファイバースコープを気管内へ進める。
⑤ LMA、新しい気管チューブ、気管支ファイバースコープが抜けないように注意しながら古いチューブを抜去する。
⑥ 新しい気管チューブを気管支ファイバースコープに沿わせて気管内へ挿入する。
⑦ 気管チューブの位置を、気管支ファイバースコープ、聴診、及びカプノメータで確認後、25cmペアン、鉗子、または気管チューブ抜去用ロッドを用いてLMAを抜去する（図3）。

3 気管チューブ抜去時のLMAの使用

1. 円滑な麻酔覚醒（抜管時のバッキングや咳を防ぐ）

麻酔覚醒時の気管チューブ抜去は咳やバッキングを誘発し、血圧、頭蓋内圧、及び眼圧の急激な上昇や頻脈をきたす。虚血性心疾患、脳外科や眼科手術後等で、これらの現象を招来したくない場合には、麻酔深度が深いときに抜管してマスクで麻酔を覚ますか、麻薬を補助的に使用して抜管する方法がとられてきた。これらの方法には若干の危険を伴う上、熟練が必要である。しかし、気管チューブをLMAに入れ替えることにより、安全かつ円滑に覚醒させること

が出来る[43]。

手順

① 十分な麻酔深度もしくは筋弛緩薬投与下に気管内や上気道の分泌物を吸引する。
② 気管チューブを留置したままLMAを挿入する。気管チューブを抜去してからLMAを挿入してもよいが、先に挿入しておいた方が安全である。ただし、この方法は誤嚥の危険性がある患者に行ってはならない。
③ LMAのカフを膨らます。
④ LMAが抜けないように気管チューブを抜去する。
⑤ LMAでの気道が開通しているかどうかを確認する。
⑥ 麻酔を覚ます。
⑦ 麻酔覚醒後LMAを抜去する。

2. 喉頭の状態の評価

抜管時にLMAを用いるもう一つの利点は、気管支ファイバースコープを用いることにより抜管前後の喉頭の状態を確認できることである。

(1) 声帯の動きの確認

甲状腺手術後等の反回神経機能を確認するために行われる[44]。しかし、術後に確認しても反回神経損傷の予防にはならないので、術中からLMAを用いて声帯の動きを確認する方法が報告されている[45, 46]。ただし、甲状腺手術等におけるLMAの使用には異論もある[47]。

手順

①〜⑥上記の方法。
⑦自発呼吸が出たところで気管支ファイバースコープを用いて声帯の動き確認する。
⑧麻酔覚醒後LMAを抜去する。

(2) 喉頭浮腫の評価

頸部の大手術、頸椎手術、頸動脈手術等の術後には、喉頭浮腫が起こることが知られている[9, 48]。重篤な喉頭浮腫はいったん抜管してしまうと、CVCI状態になる危険性が高いので、その発生を抜管前に発見することが重要である。LMAを用いることで抜管前に喉頭浮腫を発見でき、その評価が可能となる（図10）[49]。

手順

①〜③上記の方法。先に気管チューブを抜いてはならない。
④LMAのエアウェイチューブより気管支ファイバースコープを挿入し、LMAの位置と気管チューブを留置したままの喉頭の状態を確認する。ただし麻酔下では喉頭が虚脱していることが多いので、この時点での喉頭浮腫の判定は難しい。
⑤気管チューブとLMAの両方を残したまま麻酔から覚醒させる。
⑥自発呼吸が回復したら、気管支ファイバースコープで気管チューブ越しに喉頭の状

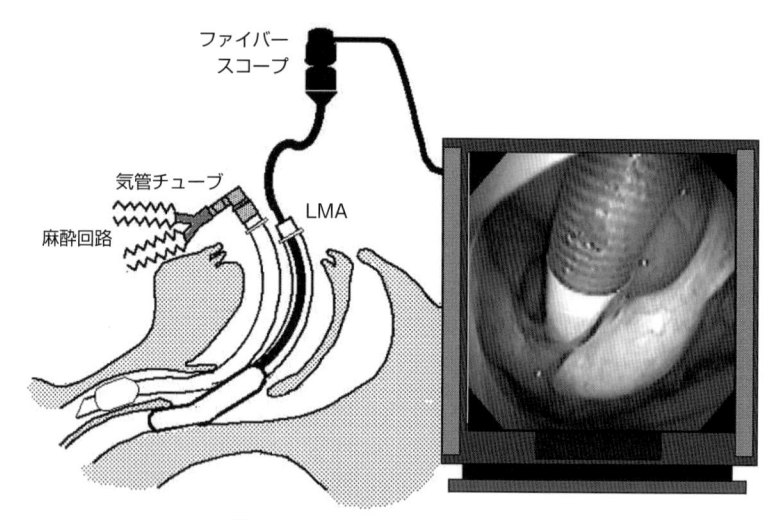

図10 Classic™を用いた気管チューブ抜去前の喉頭浮腫評価法
気管チューブ留置まま Classic™ を挿入し、エアウェイチューブ内から気管支ファイバースコープを用いて、気管チューブ存在下の喉頭の状態を観察する。

態を確認する（図10）。
⑦喉頭浮腫を評価し、対策を決定する。
- なし〜軽度喉頭浮腫：完全覚醒後抜管する。
- 中等度喉頭浮腫：ジェットスタイレット（チューブ交換器等）を用いて抜管する。
- 重度喉頭浮腫：浮腫が消退するまで抜管しない。

【参考文献】
1) Benumof JL. Laryngeal mask airway and the ASA difficult airway algorithm. Anesthesiology 1996；84：686-99.
2) Ovassapian A. Fiberoptic tracheal intubation in adults. Fiberoptic endoscopy and the difficult airway, 2nd Edition. Edited by Ovassapian A. New York, Lipppincott-Raven, 1996, p71-103.
3) Koga K, Asai T, Latto IP, et al. Effect of the size of a tracheal tube and the efficacy of the use of the laryngeal mask for fibrescope-aided tracheal intubation. Anaesthesia 1997；52：131-5.
4) Asai T, Shingu K. Difficulty in advancing a tracheal tube over a fibreoptic bronchoscope：incidence, causes and solutions. Br J Anaesth 2004；92：870-81.
5) Aoyama K, Yasunaga E, Takenaka I, et al. Positive pressure ventilation during fibreoptic intubation：cpmparison of the laryngeal mask airway, intubating laryngeal mask, and endoscopy mask techniques. Br J Anaesth 2002；88：246-54.
6) Asai T, Morris S. The laryngeal mask airway：its features, effects and role. Can J Anaesth 1994；41：930-60.

7) Verghese C, Brimacombe JR. Survey of laryngeal mask usage in 11910 patients-safety and efficacy for conventional and nonconventional usage. Anesth Analg 1996；82：129-33.
8) van Zundert AAJ, Fonck K, Al-Shaikh B, et al. Comparison of the LMA-Classic™ with the new disposable soft seal laryngeal mask in spontaneously breathing adult patients. Anesthesiology 2003；99：1066-71.
9) King CJ, Davey AJ, Chandradeva K. Emergency use of the laryngeal mask airway in severe upper airway obstruction caused by supraglottic oedema. Br J Anaesth 1995；75：785-6.
10) Parmet JL, Colonna-Romano P, Horrow JC, et al. The laryngeal mask airway reliably provides rescue ventilation in cases of unanticipated difficult tracheal intubation along with difficult mask ventilation. Anesth Analg 1998；87：661-5.
11) Wakeling HG, Ody A, Ball A. Large goitre causing difficult intubation and failure to intubate using the intubating laryngeal mask airway：lessons for next time. Br J Anaesth 1998；81：979-81.
12) Langeron O, Semjen F, Bourgain JL, et al. Comparison of the intubating laryngeal mask airway with the fiberoptic intubation in anticipated difficult airway management. Anesthesiology 2001；94：968-72.
13) Ferson DZ, Rosenblatt WH, Johansen MJ, et al. Use of the intubating LMA-Fastrach™ in 254 patients with difficult-to-manage airways. Anesthesiology 2001；95：1175-81.
14) Dimitriou V, Voyagis GS, Brimacombe JR. Flexible lightwand-guided tracheal intubation with the intubating laryngeal mask Fastrach™ in adults after unpredicted failed laryngoscope-guided tracheal intubation. Anesthesiology 2002；96：296-9.
15) Seto A, Aoyama K, Takenaka I, et al. Ventilation difficulties through the intubating laryngeal mask. Anesth Analg 1999；88：1181-2.
16) 村島浩二、福留武朗.通常のラリンジアルマスクエアウェイを用いた気管挿管.岩崎寛編、麻酔科診療プラクティス11、気道確保のすべて.東京：文光堂、2003：p98-101.
17) Asai T, Latto IP, Vaughan RS. The distance between the grille of the laryngeal mask airway and the vocal cords. Is conventional intubation through the laryngeal mask safe？ Anaesthesia 1993；48：667-9.
18) Pennant JH, Joshi GP. Intubation through the laryngeal mask airway. Anesthesiology 1995；83：891-2.
19) Rosenblatt WH. Overcoming obstruction during bronchoscope-guided intubation of the trachea with the double setup endotracheal tube. Anesth Analg 1996；83：175-7.
20) Heath ML, Allagain J. Intubation through the laryngeal mask-a technique for unexpected difficult intubation. Anaesthesia 1991；46：545-8.
21) Lim SL, Tay DH, Thomas E. A comparision of three types of tracheal tube for use in laryngeal mask assisted blind orotrcheal intubaton. Anaesthesia 1994；49：255-7.
22) Gabbott DA, Sasada MP. Tracheal intubation through the laryngeal mask using a gum elastic bougie in the presence of cricoid pressure and manual in line stabilization of the neck. Anaesthesia 1996；51：389-90.
23) Ahmed AB, Nathanson MH, Gajraj NM. Tracheal intubation through the laryngeal mask airway using a gum elastic bougie：the effect of head position. J Clin Anesth 2001；13：427-9.
24) Brain AIJ：LMA-Fastrach™ instruction manual. The Laryngeal Mask Company, Reading, UK, 1997.
25) Brimacombe JR. Laryngeal mask anesthesia. Principles and practice, 2nd Edition, London, Saunders, 2005.
26) Brain AIJ, Verghese C, Addy EV, et al. The intubating laryngeal mask. II：a preliminary clinical report of a new means of intubating the trachea. Br J Anaesth 1997；79：704-9.
27) Kapila A, Addy EV, Verghese C, et al. The intubating laryngeal mask airway：an initial assessment of performance. Br J Anaesth 1997；79：710-3.
28) Agro F, Brimacombe J, Carassiti M. The intubating laryngeal mask. Clinical appraisal of ventilation

and blind tracheal intubaion in 110 patients. Anaesthesia1998 ; 53 : 1084-90.
29) Baskett PJF, Parr MJA, NolanJP. The intubating laryngel mask. Results of a multicentre trial with experience of 500 cases. Anaesthesia 1998 ; 53 : 1174-9.
30) Asai T, Wagel AU, Stacey M. Placement of the intubating laryngeal mask is easier than the laryngeal mask during manual in-line neck stabilization. Br J Anaesth 1999 ; 82 : 712-4.
31) Asai T, Murao K, Tsutsumi T, et al. Ease of tracheal intubaion through the intubating laryngeal mask during manual in-line head and neck stabilization. Anaesthesia 2000 ; 55 : 82-5.
32) Joo HS, JL, Rose DK. The intubating laryngeal mask airway with and without fiberoptic guidance. Anesth Analg 1999 ; 88 : 662-6.
33) Kihara S, Watanabe S, Taguchi N, et al. A comparison of blind and lightwand-guided tracheal intubation through the intubating laryngeal mask. Anaesthesia 2000 ; 55 : 427-31.
34) Lu PP, Yang CH, Ho AC, et al. The intubating LMA : A comparison of insertion techniques with conventional tracheal tubes. Can J Anesth 2000 ; 47 : 849-53.
35) Murashima K, Fukutome T, Brimacombe J. A comparison of two silicone-reinforced tracheal tubes with different bevels for use with the intubating laryngeal mask. Anaesthesia 1999 ; 54 : 1198-200.
36) Keller C, Brimacombe J. Pharyngeal mucosal pressures, airway sealing pressures, and fiberoptic position with the intubating versus the standard laryngeal mask airway. Anesthesiology 1999 ; 90 : 1001-6.
37) 浅井隆. LMA Fastrachを使いこなそう：LMAは気道確保の困難な症例で有用！. LiSA 2005 ; 12 : 596-600.
38) Preis C, Czerny C, Preis I, et al. Variation in ILMA external diameters : another cause of device failure. Can J Anesth 2000 ; 47 : 886-9.
39) Branthwaite MA. An unexpected complication of the intubating laryngeal mask. Anaesthesia 1999 ; 54 : 166-7.
40) Takenaka I, Aoyama K, Nagaoka E, et al. Malposition of the epiglottis after tracheal intubaion via the intubating laryngeal mask. Br J Anaesth 1999 ; 83 : 962-3.
41) 安本和正．挿管困難症に対するラリンジアルマスクの使用．安本和正編.最新ラリンジアルマスク．東京：克誠堂出版．2005. 73-81.
42) Asai T. Use of the laryngeal mask for exchange of orotracheal tubes. Anesthesiology 1999 ; 91 : 1167-8.
43) Costa e Silva L, Brimacombe JR. Tracheal tube/ laryngeal mask exchange for emergence. Anesthesiology 1996 ; 85 : 218.
44) Maroof M, Siddique M, Khan RM. Post-thyroidectomy vocal cord examination by fibreoscopy aided by the laryngeal mask airway. Anaesthesia 1992 ; 47 : 445.
45) Tanigawa K, Inoue Y, Iwata S. Protection of recurrent laryngeal nerve during neck surgery : a new combination of neutracer, laryngeal mask airway, and fiberoptic bronchoscope. Anesthesiology 1991 ; 74 : 966-7.
46) Hobbiger HE, Allen JG, Greatorex RG, et al. The laryngeal mask airway for thyroid and parathyroid surgery. Anaesthesia 1996 ; 51 : 972-4.
47) Charters P, Cave-Bigley D, Roysam CS. Should a laryngeal mask be routinely used in patients undergoing thyroid surgery ? Anesthesiology 1991 ; 75 : 918-9.
48) Emery SE, Smith MD, Bohlman HH. Upper-airway obstruction after multilevel cervical corpectomy for myelopathy. J Bone Joint Surg 1991 ; 73-A : 544-51.
49) Fukuyama H, Takenaka I, Aoyama K, et al. Diagnosis of laryngeal oedema before extubation after major neck surgery : Use of fibreoptic assessment via a laryngeal mask airway. Anaesth Intens Care 2001 ; 29 : 557-8.

（竹中伊知郎・青山和義）

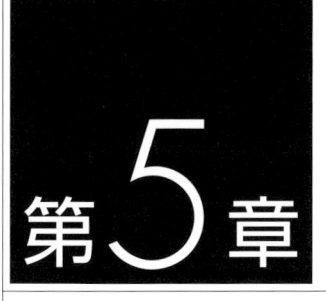

第5章
挿管困難症例に対するLMAの役割

1. はじめに
2. ガイドライン、アルゴリズム
3. 挿管、換気困難な症例におけるLMAの成功率
4. LMA ProSeal™挿入、換気困難の頻度と原因
5. 不安定頸椎症でのLMAを用いた気道確保
6. まとめ

1 はじめに

　気道確保困難とは極めて曖昧であり、また麻酔科医の熟練度により難易度が異なる。その多くは経口挿管の種々の方法を駆使して、克服できる。浅井は[1]挿管困難、マスク換気困難を起こしやすい代表的な要因を気管挿管、フェイスマスク、ラリンジアルマスク（Laryngeal mask airway、以下LMA）に分類している（**表1**）。またLMAの出現、発展は気管挿管に多いに影響を与え気道確保困難時のアルゴリズムに取り入れられている。

2 ガイドライン、アルゴリズム

1. Benumofのアルゴリズム[2]

　図1はASAのアルゴリズムに影響を与えたBenumofのアルゴリズム[2]であるがLMAが拡

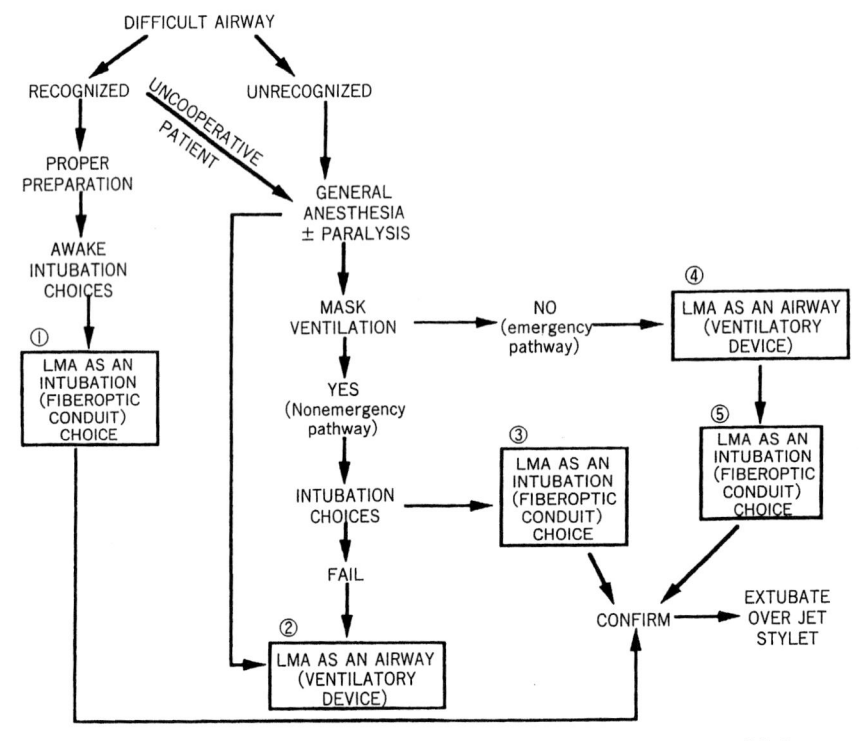

The LMA is a useful airway device as a ventilatory device or a couduit for a fiberscope in five places of the ASA difficult airway algorithm

図1

（文献2）Benumof JL. Laryngeal mask airway and the ASA difficult airway algorithm. Anethsiology 1996 ; 84 : 686-99より引用）

表1　挿管困難、マスク換気困難を起こしやすい代表的な要因

気管挿管	気道確保困難の既往	
	気管切開や長期挿管、あるいは気道損傷の既往	
	気道閉塞症状（睡眠時無呼吸症候群、いびき、鼻閉、嗄声など）	
	肥満	
	妊娠	
	末端肥大症	
	頸椎運動制限（慢性関節リウマチ、強直性脊椎炎、頸椎カラー装着など）	
	下顎の前方移動困難	
	小顎症	
	頤−甲状切痕間隔（<6cm）、頤−胸骨切痕間隔（<12.5cm）	
	開口障害〔上下門歯間隔<二横指（4〜6cm）〕	
	開口時の咽頭所見（Mallampati分類：3, 4）	
	気道の狭窄、偏位（軌道内腫瘍、甲状腺腫瘍、縦隔腫瘍、浮腫など）	
フェイスマスク	髭	
	歯牙欠損	
	肥満	
	高齢	
	いびき	
LMA	不慣れ	
	浅麻酔	
	開口制限	
	頭頸部伸屈曲制限	
	口腔咽頭部腫瘍	扁桃肥大
		口腔内腫瘍
	喉頭、気管閉塞	咽頭痙攣
		咽頭、気管内腫瘍
		気道内異物
		外因性気道閉塞

（文献1）浅井　隆．安全な気道管理、挿管困難症およびCICVに対するアプローチ：成人編．麻酔2006；55：13-23より引用）

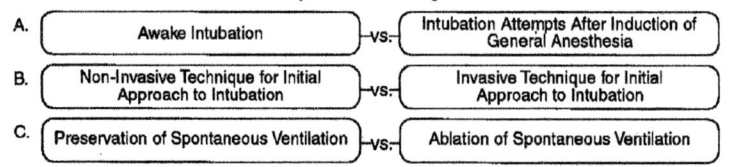

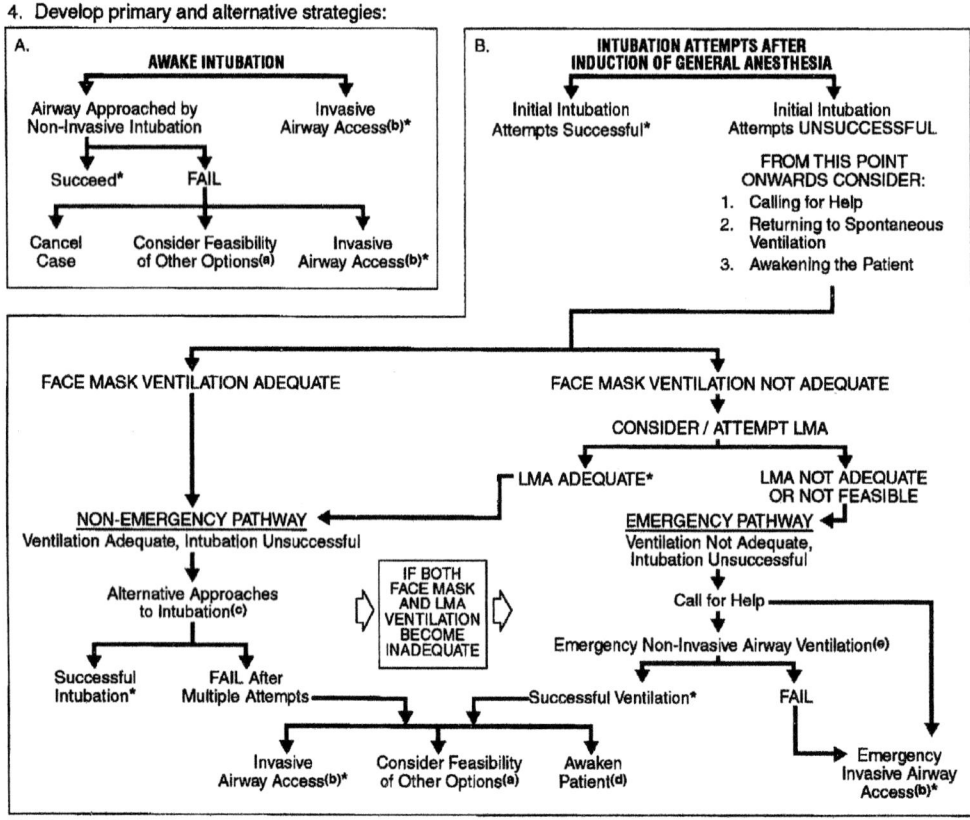

DIFFICULT AIRWAY ALGORITHM

1. Assess the likelihood and clinical impact of basic management problems:
    A. Difficult Ventilation
    B. Difficult Intubation
    C. Difficulty with Patient Cooperation or Consent
    D. Difficult Tracheostomy
2. Actively pursue opportunities to deliver supplemental oxygen throughout the process of difficult airway management
3. Consider the relative merits and feasibility of basic management choices:

    A. Awake Intubation -vs.- Intubation Attempts After Induction of General Anesthesia

    B. Non-Invasive Technique for Initial Approach to Intubation -vs.- Invasive Technique for Initial Approach to Intubation

    C. Preservation of Spontaneous Ventilation -vs.- Ablation of Spontaneous Ventilation

4. Develop primary and alternative strategies:

A. AWAKE INTUBATION

- Airway Approached by Non-Invasive Intubation
    - Succeed*
        - (continue)
    - FAIL
        - Cancel Case
        - Consider Feasibility of Other Options(a)
        - Invasive Airway Access(b)*
- Invasive Airway Access(b)*

B. INTUBATION ATTEMPTS AFTER INDUCTION OF GENERAL ANESTHESIA

- Initial Intubation Attempts Successful*
- Initial Intubation Attempts UNSUCCESSFUL

    FROM THIS POINT ONWARDS CONSIDER:
    1. Calling for Help
    2. Returning to Spontaneous Ventilation
    3. Awakening the Patient

FACE MASK VENTILATION ADEQUATE | FACE MASK VENTILATION NOT ADEQUATE

CONSIDER / ATTEMPT LMA

LMA ADEQUATE* | LMA NOT ADEQUATE OR NOT FEASIBLE

NON-EMERGENCY PATHWAY
Ventilation Adequate, Intubation Unsuccessful

Alternative Approaches to Intubation(c)
- Successful Intubation*
- FAIL After Multiple Attempts

IF BOTH FACE MASK AND LMA VENTILATION BECOME INADEQUATE

EMERGENCY PATHWAY
Ventilation Not Adequate, Intubation Unsuccessful

Call for Help
Emergency Non-Invasive Airway Ventilation(e)
- Successful Ventilation*
- FAIL → Emergency Invasive Airway Access(b)*

- Invasive Airway Access(b)*
- Consider Feasibility of Other Options(a)
- Awaken Patient(d)

* Confirm ventilation, tracheal intubation, or LMA placement with exhaled CO_2

a. Other options include (but are not limited to): surgery utilizing face mask or LMA anesthesia, local anesthesia infiltration or regional nerve blockade. Pursuit of these options usually implies that mask ventilation will not be problematic. Therefore, these options may be of limited value if this step in the algorithm has been reached via the Emergency Pathway.
b. Invasive airway access includes surgical or percutaneous tracheostomy or cricothyrotomy.
c. Alternative non-invasive approaches to difficult intubation include (but are not limited to): use of different laryngoscope blades, LMA as an intubation conduit (with or without fiberoptic guidance), fiberoptic intubation, intubating stylet or tube changer, light wand, retrograde intubation, and blind oral or nasal intubation.
d. Consider re-preparation of the patient for awake intubation or canceling surgery.
e. Options for emergency non-invasive airway ventilation include (but are not limited to): rigid bronchoscope, esophageal-tracheal combitube ventilation, or transtracheal jet ventilation.

図2

(文献3) Practice guidelines for management of the difficut airway : An update report by the American society of the Anesthesiolgists task force on management of the difficult airway. anesthesiology 2003；98：1269-77より引用)

大適応されている。すなわち、1) 意識下挿管時の気管支ファイバースコープ挿管のairway intubator、2) non-emergency pathway時のventilatory device、3) 気管支ファイバースコープ挿管のairway intubator、4) emergency pathway時のventilatory device、5) emergency pathway時の気管支ファイバースコープ挿管のairway intubatorとして有用とされた（図1）。

2. 米国麻酔科学会（ASA）の気道確保困難時のガイドライン[3]

1993年にASAの気道確保困難時の実践的アルゴリズムが発表され、LMAをはじめ各種の気道確保器具の開発および気道確保法の進歩を踏まえて何度かアップデートされ、2003年には現在のアルゴリズム（図2）となっている。ASAでは気道確保困難症（difficult airway：DA）とは以下のように分類している。

 1) difficult face mask ventilation
 2) difficult laryngoscopy
 3) difficult tracheal intubation
 4) failed intubation

これらの組み合わせによりアルゴリズムが成立する。

図2Aでは意識下に非外科的挿管か外科的気道確保かを選択する。Bは全身麻酔下に気道確保する。このアルゴリズムの中でLMAは1) フェイスマスクでの換気困難、2) 気管挿管困難時の気管チューブの導管として、3) CICV（can't intubate、can't ventilate）時の非外科的気道確保法として有効である。

3. 英国の気道確保困難時（DAS）のガイドライン[4]

一方2004年には英国Difficult Airway Society（DAS）から予期せぬ挿管困難に対するガイドラインが発表された。図3はその骨格であり、単純明確なフローチャートである。シナリオ1（図4）では成人における通常麻酔導入時の予期せぬ挿管困難症例、シナリオ2（図5）では迅速導入時における予期せぬ挿管困難症例（非産科手術）、シナリオ3（図6）では挿管失敗、進行する低酸素血症、筋弛緩、麻酔薬投与患者における挿管不能-換気不能の救済法からなり、極めて具体的である。

4. ガイドラインにおけるLMAの役割

ASAでは挿管困難が予想される場合は意識下挿管を推奨しているが、DASではその実施は予期せぬ場合に限定している。いずれのアルゴリズムでもLMAあるいは挿管用LMA（LMA Fastrach™、以下Fastrach™）は中核的存在であるが、いずれのアルゴリズムでも声門下の問題に対してはLMAは無効である。

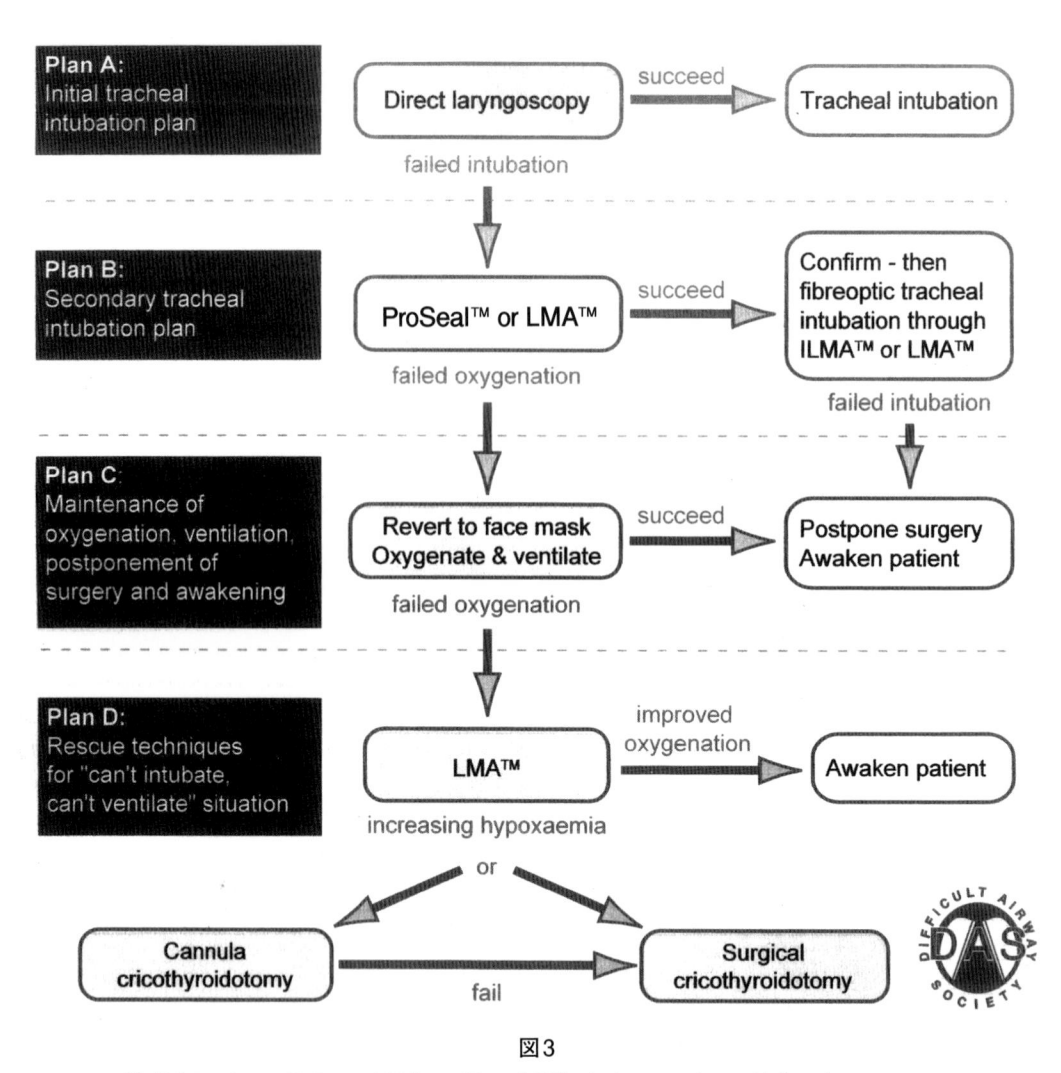

Plan A: Initial tracheal intubation plan

Direct laryngoscopy → succeed → Tracheal intubation

failed intubation ↓

Plan B: Secondary tracheal intubation plan

ProSeal™ or LMA™ → succeed → Confirm - then fibreoptic tracheal intubation through ILMA™ or LMA™

failed oxygenation ↓

failed intubation ↓

Plan C: Maintenance of oxygenation, ventilation, postponement of surgery and awakening

Revert to face mask Oxygenate & ventilate → succeed → Postpone surgery Awaken patient

failed oxygenation ↓

Plan D: Rescue techniques for "can't intubate, can't ventilate" situation

LMA™ → improved oxygenation → Awaken patient

increasing hypoxaemia ↓

Cannula cricothyroidotomy — fail → Surgical cricothyroidotomy

or

DIFFICULT AIRWAY SOCIETY (DAS)

図3

(文献4) Henderson JJ, Popart MT, Latto IP, et al. Difficult airway society guidelines for management of the unanticipated difficult intubation. Anesthesia 2004 ; 59 : 675-94 より引用)

挿管困難症例に対するLMAの役割 第5章

Unanticipated difficult tracheal intubation- during routine induction of anaesthesia in an adult patient

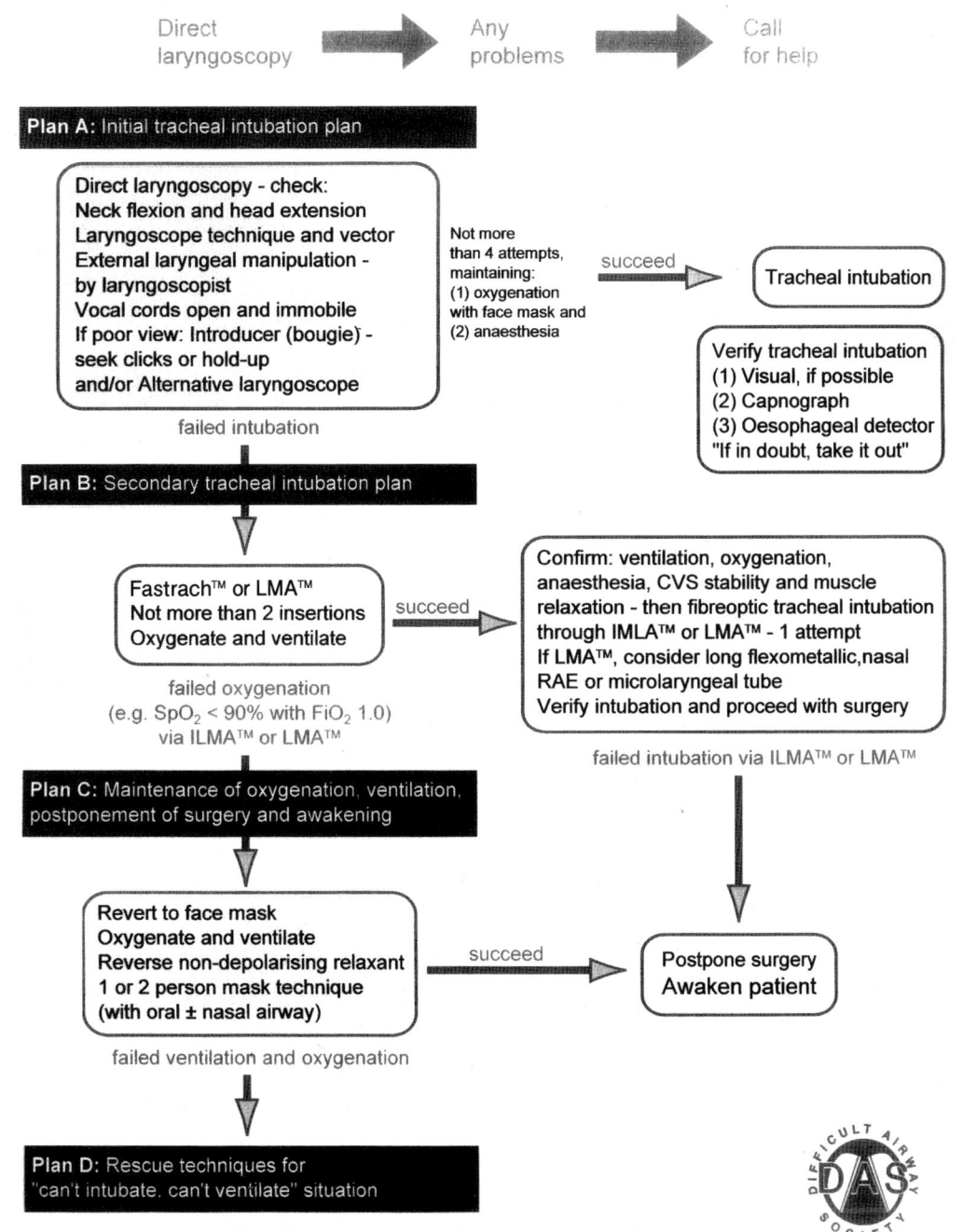

Direct laryngoscopy → Any problems → Call for help

Plan A: Initial tracheal intubation plan

Direct laryngoscopy - check:
Neck flexion and head extension
Laryngoscope technique and vector
External laryngeal manipulation - by laryngoscopist
Vocal cords open and immobile
If poor view: Introducer (bougie) - seek clicks or hold-up
and/or Alternative laryngoscope

Not more than 4 attempts, maintaining: (1) oxygenation with face mask and (2) anaesthesia

succeed → Tracheal intubation

Verify tracheal intubation
(1) Visual, if possible
(2) Capnograph
(3) Oesophageal detector
"If in doubt, take it out"

failed intubation

Plan B: Secondary tracheal intubation plan

Fastrach™ or LMA™
Not more than 2 insertions
Oxygenate and ventilate

succeed →

Confirm: ventilation, oxygenation, anaesthesia, CVS stability and muscle relaxation - then fibreoptic tracheal intubation through IMLA™ or LMA™ - 1 attempt
If LMA™, consider long flexometallic, nasal RAE or microlaryngeal tube
Verify intubation and proceed with surgery

failed oxygenation
(e.g. SpO$_2$ < 90% with FiO$_2$ 1.0)
via ILMA™ or LMA™

failed intubation via ILMA™ or LMA™

Plan C: Maintenance of oxygenation, ventilation, postponement of surgery and awakening

Revert to face mask
Oxygenate and ventilate
Reverse non-depolarising relaxant
1 or 2 person mask technique
(with oral ± nasal airway)

succeed → Postpone surgery
Awaken patient

failed ventilation and oxygenation

Plan D: Rescue techniques for "can't intubate, can't ventilate" situation

Difficult Airway Society Guidelines Flow-chart 2004 (use with DAS guidelines paper)

図4

(文献4) Henderson JJ, Popart MT, Latto IP, et al. Difficult airway society guidelines for management of the unanticipated difficult intubation. Anesthesia 2004；59：675-94より引用)

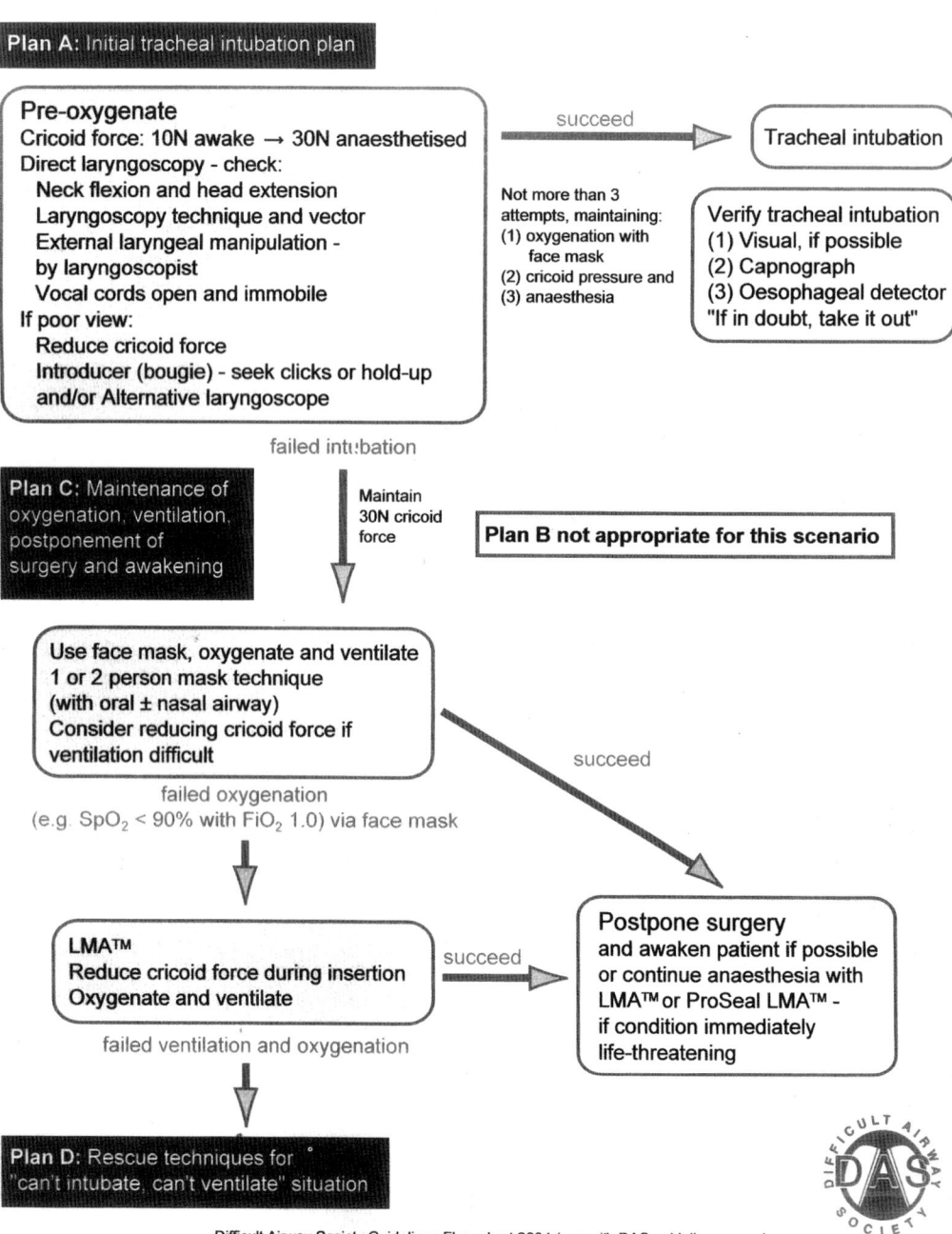

Unanticipated difficult tracheal intubation - during rapid sequence induction of anaestheia in non-obstetric adult patient

Direct laryngoscopy → Any problems → Call for help

Plan A: Initial tracheal intubation plan

Pre-oxygenate
Cricoid force: 10N awake → 30N anaesthetised
Direct laryngoscopy - check:
  Neck flexion and head extension
  Laryngoscopy technique and vector
  External laryngeal manipulation - by laryngoscopist
  Vocal cords open and immobile
If poor view:
  Reduce cricoid force
  Introducer (bougie) - seek clicks or hold-up
  and/or Alternative laryngoscope

succeed → Tracheal intubation

Not more than 3 attempts, maintaining:
(1) oxygenation with face mask
(2) cricoid pressure and
(3) anaesthesia

Verify tracheal intubation
(1) Visual, if possible
(2) Capnograph
(3) Oesophageal detector
"If in doubt, take it out"

failed intubation

Plan C: Maintenance of oxygenation, ventilation, postponement of surgery and awakening

Maintain 30N cricoid force

Plan B not appropriate for this scenario

Use face mask, oxygenate and ventilate
1 or 2 person mask technique
(with oral ± nasal airway)
Consider reducing cricoid force if ventilation difficult

succeed →

failed oxygenation
(e.g. SpO$_2$ < 90% with FiO$_2$ 1.0) via face mask

LMA™
Reduce cricoid force during insertion
Oxygenate and ventilate

succeed →

Postpone surgery
and awaken patient if possible
or continue anaesthesia with
LMA™ or ProSeal LMA™ -
if condition immediately life-threatening

failed ventilation and oxygenation

Plan D: Rescue techniques for "can't intubate, can't ventilate" situation

DIFFICULT AIRWAY SOCIETY

Difficult Airway Society Guidelines Flow-chart 2004 (use with DAS guidelines paper)

図5

(文献4) Henderson JJ, Popart MT, Latto IP, et al. Difficult airway society guidelines for management of the unanticipated difficult intubation. Anesthesia 2004 ; 59 : 675-94より引用)

挿管困難症例に対する LMA の役割 第5章

Failed intubation, increasing hypoxaemia and difficult ventilation in the paralysed anaesthetised patient: Rescue techniques for the "can't intubate, can't ventilate" situation

failed intubation and difficult ventilation (other than laryngospasm)

Face mask
Oxygenate and Ventilate patient
Maximum head extension
Maximum jaw thrust
Assistance with mask seal
Oral ± 6mm nasal airway
Reduce cricoid force - if necessary

failed oxygenation with face mask (e.g. SpO$_2$ < 90% with FiO$_2$ 1.0)

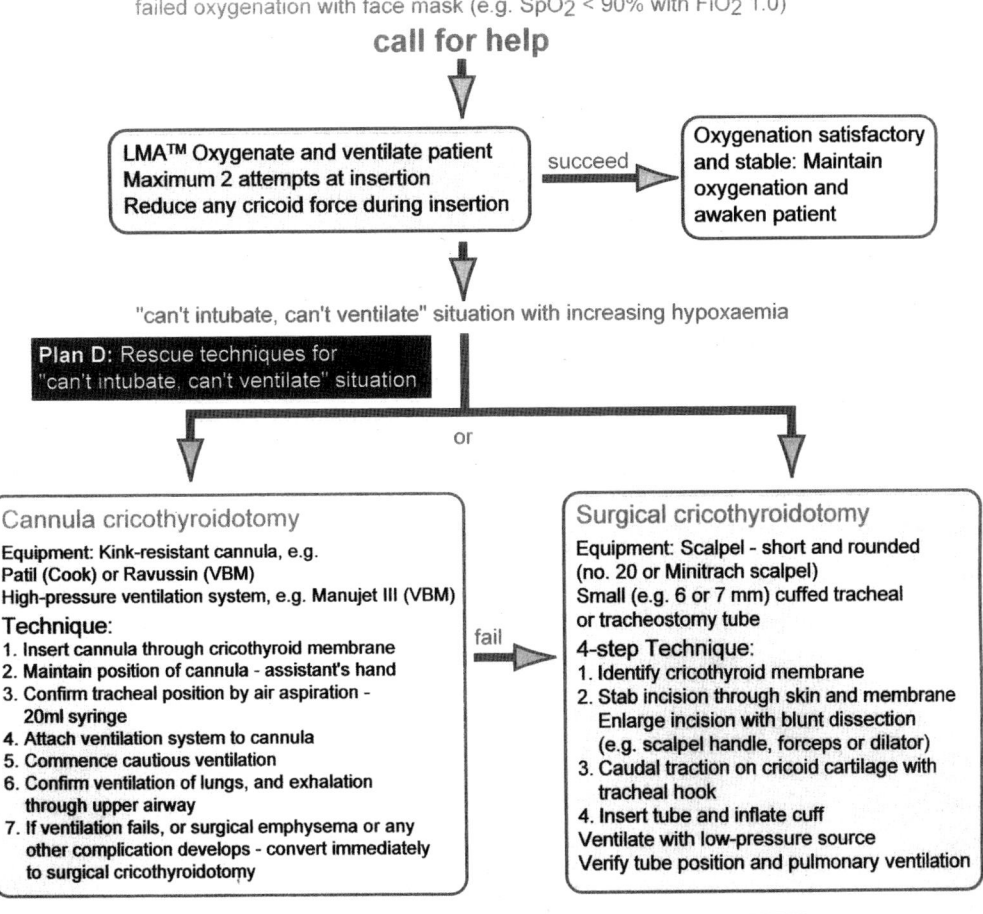

call for help

LMA™ Oxygenate and ventilate patient
Maximum 2 attempts at insertion
Reduce any cricoid force during insertion

→ succeed → Oxygenation satisfactory and stable: Maintain oxygenation and awaken patient

"can't intubate, can't ventilate" situation with increasing hypoxaemia

Plan D: Rescue techniques for "can't intubate, can't ventilate" situation

Cannula cricothyroidotomy
Equipment: Kink-resistant cannula, e.g.
Patil (Cook) or Ravussin (VBM)
High-pressure ventilation system, e.g. Manujet III (VBM)
Technique:
1. Insert cannula through cricothyroid membrane
2. Maintain position of cannula - assistant's hand
3. Confirm tracheal position by air aspiration - 20ml syringe
4. Attach ventilation system to cannula
5. Commence cautious ventilation
6. Confirm ventilation of lungs, and exhalation through upper airway
7. If ventilation fails, or surgical emphysema or any other complication develops - convert immediately to surgical cricothyroidotomy

→ fail →

Surgical cricothyroidotomy
Equipment: Scalpel - short and rounded (no. 20 or Minitrach scalpel)
Small (e.g. 6 or 7 mm) cuffed tracheal or tracheostomy tube
4-step Technique:
1. Identify cricothyroid membrane
2. Stab incision through skin and membrane
Enlarge incision with blunt dissection (e.g. scalpel handle, forceps or dilator)
3. Caudal traction on cricoid cartilage with tracheal hook
4. Insert tube and inflate cuff
Ventilate with low-pressure source
Verify tube position and pulmonary ventilation

Notes:
1. These techniques can have serious complications - use only in life-threatening situations
2. Convert to definitive airway as soon as possible
3. Postoperative management - see other difficult airway guidelines and flow-charts
4. 4mm cannula with low-pressure ventilation may be successful in patient breathing spontaneously

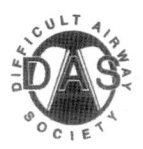

Difficult Airway Society guidelines Flow-chart 2004 (use with DAS guidelines paper)

図6

(文献4) Henderson JJ, Popart MT, Latto IP, et al. Difficult airway society guidelines for management of the unanticipated difficult intubation. Anesthesia 2004；59：675-94より引用)

3 挿管、換気困難な症例におけるLMAの成功率

Fersonら[5]は種々の気道確保困難症（Cormack-Lehane grade4；頸椎固定；腫瘍、手術、放射線療法などによる気道の変形した）の患者254例に対しFastrach™を介して挿管した。彼らの検討では、盲目的挿入法の成功率は96.5％で、気管支ファイバースコープを介しての挿管率は100％であった。従って、この方法は緊急時や予定麻酔において喉頭鏡による挿管ができない場合や頸椎が固定された場合に有用であるとしている。

Crosら[6]は、前もって挿管困難が予想される症例21例、挿管できなかった例12例にFastrach™を挿入し、それを介して気管チューブを挿管した。2度試みて挿管できなかった場合は気管支ファイバースコープを併用したところ、全例挿管できたという。なお25例（76％）は1回目で、4例（12％）は2回目、残り4例は気管支ファイバースコープにより気管挿管が可能であった。

Hanら[7]は挿管困難ではないが予定帝王切開術が行われた1,067例にLMA Classic™（以下Classic™）を用い、中1,060例（99％）では有効な気道確保ができた。1,051例（98％）は1回の挿入で、9例（1％）では2回あるいは3回の試技によって気道確保ができた。LMA使用時にエアーリークあるいは部分的閉塞を来したのは22例（2.1％）で、7例（0.7％）では気管挿管を要した。

4 LMA ProSeal™（以下ProSeal™）挿入、換気困難の頻度と原因

図7はProSeal™のカフと解剖の関係である。aは適正な位置にあり、bはカフ先端のまくれ込み、cはチューブの送り込み不良、dは喉頭挿入（glottic insertion）を示す。また表2にProSeal™の誤挿入の鑑別診断を示す。

O'Connorら[8]は627例にProSeal™の挿入を行い、内38例（6.1％）に喉頭挿入による換気困難がみられたという。喉頭挿入の診断には、指先を患者の胸骨上窩に当てトントンと叩くとドレインチューブに置いた液状石鹸がバブルになるという。一方、全例に気管支ファイバースコープを施行して、位置の異常を診断したFukutomeら[9]は、挿管困難と分かっている症例あるいは予想される症例31例にFastrach™を挿入し、内30例に正しく挿入できた。この30例に気管挿管を行ったところ、28例（93％）に挿管ができた。

Brimacobeら[10]は384症例においてProSeal™とClassic™とを比較している。1回目の挿入成功率はProSeal™は91％、Classic™は82％であり、3回目までにはほぼ全例成功している。

ProSeal™挿入での気道閉塞はよく見られることであり、その頻度は2％[10]あるいは10％[11]といわれ、Brimacombe, Kellerら[12]はProSeal™での気道閉塞の処置として、図8のアルゴリ

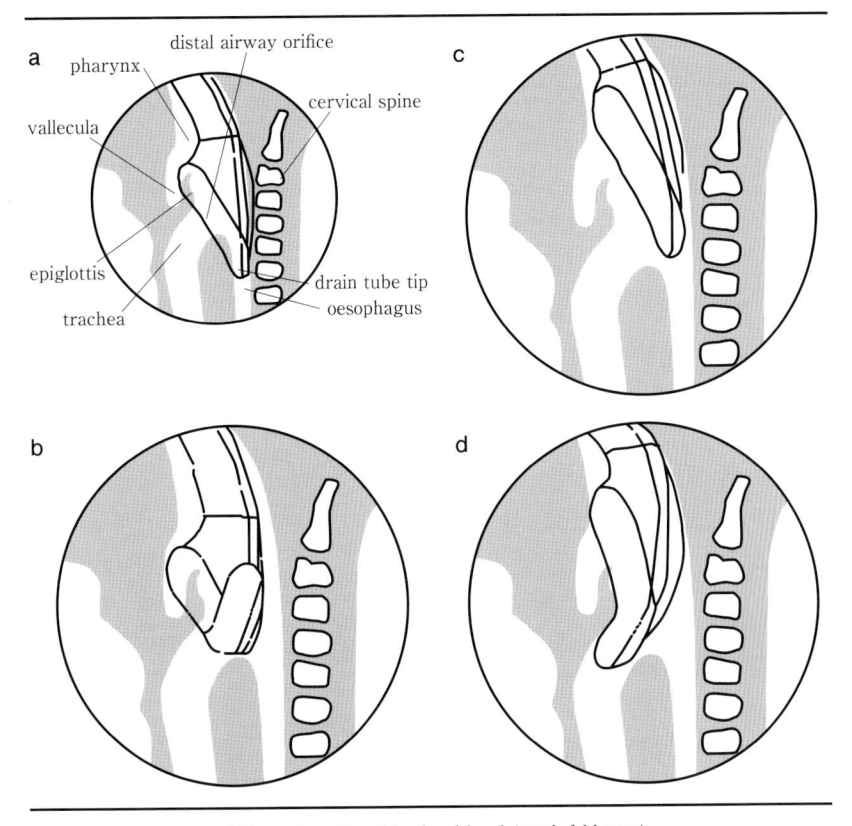

a) Correct position; b) malposition 1 (mask fold-over);
c) malposition 2 (incomplete insertion); d) malposition 3 (glottic insertion).

図7 LMAのカフと解剖の関係
(Cook TM, Lee G, Nolan JP. The ProSeal™ laryngeal mask airway : a review of the literature. Can J Anesth 2005 ; 52 : 739-60より引用)

表2 ProSeal™誤挿入の鑑別診断

誤挿入のサイン	位置	解決策
挿入中の抵抗 気道内圧の上昇 換気不能	カフ先端のまくれ込み	ProSeal™再挿入
バイトブロックの50％以上が門歯より出ている	近位上喉頭	より深く挿入又は再挿入
20cmH$_2$O以下の気道内圧でジェル（又は石鹸膜）の吹き飛び ドレンチューブの膜の振動あるいはバブルの生成 胸壁を叩くことによるシャボン玉生成	上喉頭or声門	再挿入
吸気時、ドレンチューブのジェル（又は石鹸膜）の引き込み（自発呼吸）	上部食道のシール不全	胃管留置 調節換気

Cook TM, Lee G, Nolan JP. The ProSeal™ laryngeal mask airway : a review of the literature. Can J Aesth 2005 ; 52 : 739-60より引用

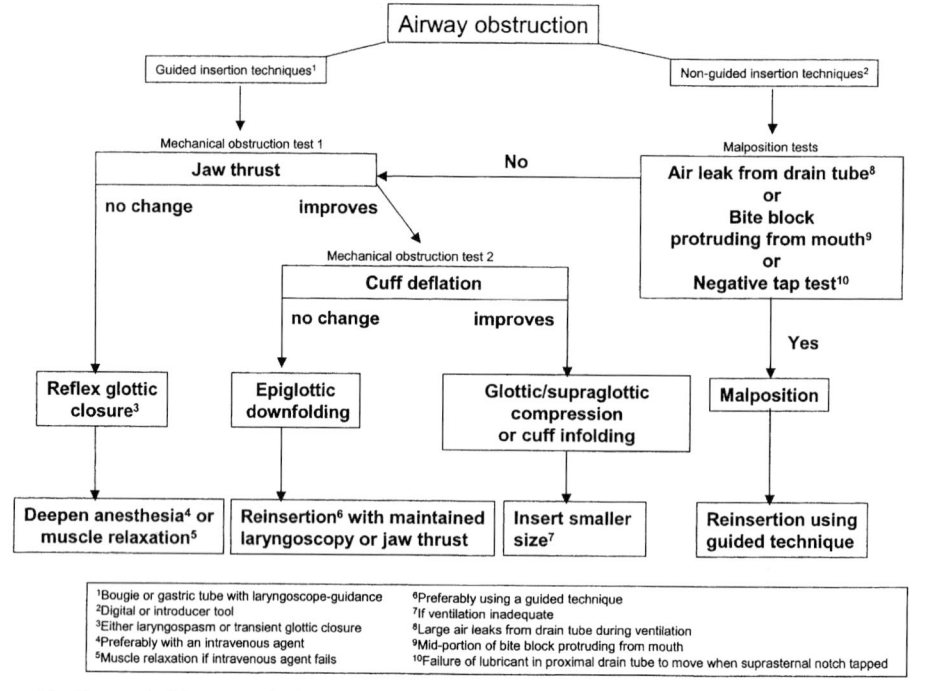

図8
(文献10) Brimacombe J, Keller C. A proposed algolithm for the management of airway obstruction with the Proseal laryngeal mask airway. Anesth Analg 2005；100：298-9より引用)

ズムを提唱している。

5 不安定頸椎症でのLMAを用いた気道確保

1. 不安定頸椎症

　本邦の統計ではないが、Hastingsら[13]のレビューによれば重症外傷の1.5〜3％に頸椎損傷がみられるという。その内の50〜70％は自動車事故、6〜10％は墜落であり、その他はダイビング事故や鈍的頭頸部外傷にみられる。頭部外傷の1〜3％には頸椎損傷を合併する。頸椎骨折の20〜75％は不安定骨折で、この内の30〜70％は頸髄損傷がみられる。頸椎損傷の内の2〜10％は2次的神経損傷である[14]。従って、重症患者では更なる神経損傷を防ぐ為に頸椎骨折が除外されるまでは頸部の不動化が必要とされる。またこの様な患者の多くではまず気道確保の実施が必要である。

　Kellerら[15]は新鮮遺体（死後6〜24時間）の咽頭表面にマイクロチップ圧センサを埋め込み、Classic™とFastrach™を出し入れした際、最高圧を記録した。その結果、LMAは通常の挿管よりも頸椎に圧がかかり、頸椎の後方への偏位を起し得るという。

Brimacombeら[16]は新鮮遺体にて後方不安定の第3頸椎を作り、各種の気道確保器具を挿入し、シネフルオロスコピーにて脊椎の動きを観察した。フェイスマスク、喉頭鏡による経口挿管、コンビチューブ、Classic™およびFastrach™では損傷頸椎の有意な偏位が認められたが、気管支ファイバースコープガイド下経鼻挿管では見られなかった。LMAはコンビチューブより良いという。

Komatsuら[17]はPhiladelphiaカラーを装着した群と非装着群におけるFastrach™を介した盲目的気管挿管の成否を調べている。それによるとカラー装着群では96%、非装着群でも98%の症例でFastrach™を介した気管挿管が施行された。

2. 気道確保法

(1) 緊急時の場合

緊急時の場合は用手的正中中間位固定法あるいは脊椎ボード使用により頸椎を保護し、迅速導入による経口気管挿管をする。

(2) 気管支ファイバースコープ、Fastrach™、ガイド下挿管

図9左は不安定な頸椎骨折症例のCTであり、右はハローベストで固定されている状態であるが、両者において容易にLMAが挿入できる。一般的には患者の状態により決定するが、局所麻酔あるいは全身麻酔下にFastrach™を挿入する。この状態で気管挿管するにはFastrach™用気管チューブを挿入し、抵抗がなければ気管内に挿入されていることが多い。気管チューブの80〜90%は盲目的に気管内に入る。気管内への挿入が難しい場合は気管支ファイバースコープガイド下に挿管する。

Dimitriou[18]らによると熟練した麻酔科医よる11,621例の麻酔施行例において44例(0.4%)では通常方法によっては気管挿管ができず、この症例に対してFastrach™を挿入した。44例中40例(91%)は1回目、4例(9%)は2回目でFastrach™を挿入でき、換気も可能であった。次にFastrach™をとおしてflexible lightwandガイド下挿管を試み、1回目で38例(86%)、2回目で3例(5%)、3〜5回目で2例(5%)で挿管できた。結局気管挿管不能は1例(2%)のみであった。

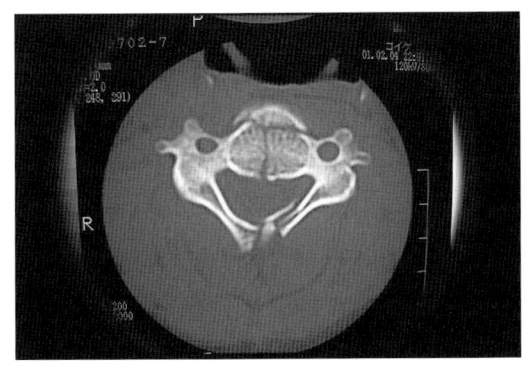

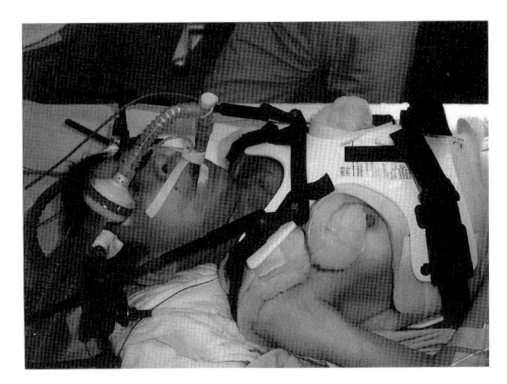

図9　不安定な頸椎骨折症例

6 まとめ

挿管困難症に対してLMAを用いると有用に対処できるが、LMAは進化しつづけ、限りなく気管チューブに近づきつつあるという印象を禁じ得ない。

【参考文献】

1) 浅井　隆.安全な気道管理、挿管困難症およびCICVに対するアプローチ：成人編. 麻酔2006；55：13-23.
2) Benumof JL. Laryngeal mask airway and the ASA difficult airway algorithm. Anesthsiology 1996；84：686-99
3) Practice guidelines for management of the difficut airway：An updated report by the American society of the Anesthesiolgists task force on management of the difficult airway. Anesthesiology 2003；98：1269-77.
4) Henderson JJ, Popart MT, Latto IP, et al. Difficult aireway society guidelines for management of the unanticipated difficult intubation. Anesthesia 2004；59：675-94.
5) Ferson DZ, RosenblattWH, Johansen MJ, et al. Use of the intubating LMA-Fastrach in 254 patients with difficult-to manage airways. Anesthesiology 2001；95：1175-81.
6) Cros AM, Maigrot F, Esteben D. Fastrach laryngeal mask and difficult intubation. Ann Fr Anesth Reanim 1999；18：1041-6.
7) Han TH, Brimacombe J, Lee EJ, et al. The laryngeal mask airway is effective (and probably safe) in selected healthy parturients for elective Cesarean section：a prospective study of 1067 cases. Can J Anaesth 2001；48：1117-21.
8) O'Connor CJ Jr, Stix MS, Valade DR. Glottic insertion of the ProSeal LMA Occurs in 6% of cases：a review of 627 patients. Can J Anaesth 2005；52：199-204
9) Fukutome T, Amaha K, Nakazawa K, et al. Tracheal intubation through the intubating laryngeal mask airway (LMA-Fastrach) in patients with difficult airways. Anaesth Intensive Care 1998；26：387-91.
10) Brimacombe J, Keller C, Fullekrug B, et al. A multicenter study comparing the ProSeal and Classic laryngeal mask airway in anesthetized, nonparalyzed patients Anesthesiology 2002；96：289-95.
11) Keller C, Brimacombe J, Kleinsser A, et al. The laryngeal mask airway ProSeal™ as a temporary ventilatory device in grossly and mobidly obese patients before laryngoscope-guided tracheal intubation. Anesth Analg 2002；94：737-40.
12) Brimacombe J, Keller C. A proposed algolithm for the management of airway obstruction with the Proseal laryngeal mask airway. Anesth Analg 2005；100：298-9.
13) Hastings R, Marks J. Airway management for trauma patients with potential cervical spine injuries. Anesth Analg 1991；73：471-82.
14) Crosby ET. Airway management in adults after cervical spine trauma. Anesthesiology 2006；104：1293-318.
15) Keller C, Brimacombe J, Keller K. Pressurs exerted against the cervical vertebrae by the standard and intubating laryngeal mask airways：a randomized, controlled ,cross-over study in fresh cadavers. Anesth Analg 1999；89：1296-300.

16) Brimacombe J, Keller C, Kunzel KH, et al. Cervical spine motion during airway management: a cinefuluoroscopic study of the posteriorly destabilized third cervical vertebrae in human cadavers. Anesth Analg 2000 ; 91 : 1274-8.
17) Komatsu R, Nagata O, Kamata K, et al. The intubating laryngeal mask airway allows tracheal intubation when the cervical spine is immobilized by a rigid collar. Br J Anaesth 2004 ; 93 : 655-9.
18) Dimitriou V, Voyagis GS, Brimacombe JR. Flexible lightwand-guided tracheal intubation with the intubating laryngeal mask Fastrach in adults after unpredicted failed laryngoscope-guided tracheal intubation. Anesthesiolgy 2002 ; 96 : 296-9.

（青柳光生）

第6章

どんな手術時に使えるか？〈一般篇〉

1. 適応の決め方
2. 一般的適応
3. 乳房切断術、鎖骨手術
4. 眼科手術
5. 耳鼻科手術
6. 放射線治療
7. 覚醒下開頭術

1 適応の決め方

ラリンジアルマスク（laryngeal mask airway、以下LMA）は、従来フェイスマスクで安全に気道管理が安全に行えた症例で原則的に適応がある、といえよう[1]。LMAを用いて安全に気道を確保できるか否かは、第1章で述べたように、まずは気管挿管が必須かどうかを、各症例でさまざまな要因に基づいて細かく検討する必要がある（**第1章の表2**参照）。その中で特に注意すべきことは、誤嚥の危険性がある症例ではLMAを選択しない、という原則を守ることである。LMA ProSeal™（以下ProSeal™）の使用により、理論上は陽圧換気時の胃内への麻酔ガスの流入や胃内容物の逆流および誤嚥を減らすことができるが[2]、その使用中に誤嚥を起こしたという報告があり[3]、LMAの効用を過信してはならない。

次に、気管挿管が必須でないと判定したら、その症例においてLMAが気管挿管に比して利点が大きいかどうかを検討し、大きい場合に適応があると考えるべきであろう。例えば、

表1　LMAが適応となり得る手術

適応として受け入れられている手術	・体表面の手術
	・小児の鼠径ヘルニア手術
	・四肢の整形手術
	・小規模の泌尿器手術
	・小規模の婦人科手術
理論上、適応と思われる手術	・乳房切断術
	・鎖骨部手術
	・眼科手術
	・耳内手術
	・扁桃摘出術、アデノイド切除術
	・副鼻腔手術
	・放射線治療
	・覚醒下開頭術
適応に賛否両論がある手術	・腹腔鏡手術
	・肺手術
	・気管切開
	・歯科、口腔外科小手術
	・腹臥位での手術
	・長時間の手術

LMAは喉頭や気管内に挿入されないため、筋弛緩薬の投与なしで挿入が可能である。そのため、手術に対して筋弛緩薬の投与が必要でない場合は、LMAがよい適応となる。

本章では、研究や理論上で受け入れられている一般的な適応手術について述べる（**表1**）。次章においては、LMAの使用に賛否両論があるが、使用可能な適応について述べる（**表1**）。

2 一般的適応

LMAは、誤嚥の危険性が低く、麻酔時間が比較的短く、筋弛緩薬の投与が不要な症例で最も活躍できるといえよう。具体的には、体表面の手術、小児の鼠径ヘルニア、四肢の整形手術、大規模でない泌尿器や婦人科下腹部手術などが挙げられる（**表1**）[1, 4, 5]。欧州圏ではこれらの手術は日帰りで行われることが多いため、日帰り麻酔を行う現場でLMAが汎用されている[4, 5]。

また、誤嚥や気道閉塞の危険性は低いが、術野が口腔や鼻腔に近いためにフェイスマスクで気道を管理するのは困難な場合、LMAがよい適応となり得る[6]。ほかにも、顔面部に外傷や腫瘍があり、フェイスマスクを当てることにより病変が悪化する危険性のある場合も、LMAの使用が有利であろう[7]。

3 乳房切断術、鎖骨手術

本邦においては従来、乳房切断術中の気道確保は気管挿管によりなされ、陽圧換気されるのが主流であった。しかしながら以下の理由で、乳房への手術時には気管挿管の必要性はあまりない。まず誤嚥の危険因子は見当たらず（**第1章の表2参照**）、誤嚥を防ぐための気管挿管は不要である。次に比較的広範囲の手術と言っても、所詮は体表部の手術と考えられ、手術のために筋弛緩や陽圧換気を必要としない。これらにより、乳房切断術の麻酔にはLMAがよい適応と考えられる。また鎖骨への手術に関しても同様のことが言える。

ただし広い術野を確保するために、頭頸部を横に向けることがあり、これによりLMAの位置がずれて換気が出来にくくなる危険性が理論的にある。しかし、マスクが正しく挿入されていると、頭頸部の位置を変えても換気が困難となる危険性は低いという研究結果が報告されている[8]。当然のことながら、これらの手術では半座位とすることも多いため、術中にLMAがずれないようにしっかりと固定しておく必要がある。Flexible™LMA（以下Flexible™）の使用により、術者の腕などがチューブに当たってマスクがずれるなどの危険性もさらに減らすことができるだろう。

4 眼科手術

　LMAの挿入による眼圧の変化も循環系変動と同様、気管挿管に比して小さい[9,10]。ただし眼圧が正常な症例では、LMAと気管挿管で眼に及ぼす影響には大差がないと考えてよい。眼圧が正常な症例では全身麻酔の導入により眼圧は低下するが、気管挿管によって眼圧は上昇するものの、導入前の眼圧を超えることはまれと言われている。一方LMAの挿入によっても眼圧は変化せず、導入前より低い眼圧が維持される[10]。

　緑内障を有する患者では、正常眼圧の症例と違い、気管挿管とLMAの挿入では臨床的に意味のある差が生じ得る[9]。緑内障で眼圧が上昇していた20症例での検討によると、麻酔の導入後の気管挿管により約3割の症例で眼圧が導入前より有意に上昇し[9]、緑内障の悪化の危険性があった。一方、LMAを挿入しても導入前値を越える症例は一例もなく、より安全と考えられた。

　LMAの気管挿管に比較した利点は導入時のみに限らず、抜去時にもある。手術終了後のLMAの抜去は、気管チューブの抜去に比して咳や息ごらえの発生率が著明に低く、これに伴い、眼圧の上昇も著明に低いことが確認されている[9〜12]。そのため緑内障を有する患者ではLMAは気管挿管に比し理論上の利点があり、よい適応と考えられる。

　眼科手術の場合、麻酔回路ができるだけ顔面から前方に突出しないように工夫する必要がある。通常型LMA（LMA Classic™、以下Classic™）を挿入していると、そのチューブが長く突出し、適切な術野を確保しにくくなる。一方Flexible™を挿入した場合、麻酔回路を下顎部で接続できるため有用である。また眼科手術中には、麻酔科医が頭部にアクセスしにくいため、術中の気道閉塞に対応しにくい。そのため、LMAを正しい位置に挿入したのちはしっかりと固定しておく必要がある。また十分に深い麻酔で管理し、術中に喉頭痙攣を起こさせたり、マスクが抜け出したりしないように留意する必要がある。

5 耳鼻科手術

1. 耳内手術

　比較的短時間で行える耳内手術の場合、気管挿管が不要なことが多い。LMAの使用により、気管挿管に比してバッキングの危険性も低いため、顕微鏡手術もより安全に行い得る。

2. 扁桃摘出術、アデノイド切除術

　扁桃摘出およびアデノイド切除術の麻酔の際、気管挿管は当然すべき処置と考えられてきた。しかし最近の研究により、LMAを使用したほうが気管挿管を行った場合より合併症が少

表2　LMAの挿入、換気を困難とする要因

浅麻酔	
開口制限	
頭頸部伸屈曲制限	
口腔咽頭部腫瘤	・扁桃肥大
	・口腔内腫瘍
喉頭、気管閉塞	・喉頭痙攣
	・喉頭、気管内腫瘍
	・気道異物
	・外因性気道閉塞

（文献18）浅井　隆．気道確保：挿管困難症例におけるラリンジアルマスクの役割（総説）．日本臨床麻酔学会誌 1999；19：231-4.より引用）

ないことなどが判明し[13, 14]、欧米ではこれらの手術の際にはLMAが主に用いられている。

　LMAが正しく挿入されると、マスクの近位端は舌根や扁桃より尾側に位置する[1, 15]。そのため、LMAを挿入した状態で開口させてもマスクは見えないはずで、理論的にはマスクが挿入された状態でも扁桃やアデノイドの切除が可能である。もし扁桃周辺にマスクがあれば、マスクが大きすぎるか、しっかり奥まで挿入されていないかのどちらかであり、適切なサイズのLMAを奥深くまで正しく挿入し直す必要がある。

　扁桃が2～3度と大きい場合、Classic™の挿入が困難となり得る[13, 16, 17]。どのような事象でLMAの挿入が困難となり得るかを知っておくと、普段の臨床で役立つであろう（**表2**）[18]。一方、Flexible™の挿入を試みると、扁桃部を通過時にマスクが自然に斜めに傾き、奥まで正しく挿入されることが多い[13]。また開口器を装着したり、清潔敷布をかけたりするため、口腔外にチューブが突出していては都合が悪く、この意味でもFlexible™の使用がよいだろう。

　扁桃およびアデノイド摘出術の麻酔中に、Flexible™とRAE気管チューブの性能を比較した研究がある[13]。それによると、LMAは52症例中50例で正しく挿入できたが、残りの2例では肥大した扁桃のため、挿入に失敗している。耳鼻科医がBoyle-Davis開口器を掛けても両群とも気道閉塞は起こらなかった。また、手術野がマスクあるいはチューブで邪魔されることは両群ともなく、耳鼻科医はマスクかチューブのどちらが挿入されているか、判別できなかった[13]。術直後に気管支ファイバースコープで確認すると、術野から出た血液が気管内に流れ込んでいたのは、気管挿管群では、成人で15％、小児にでは64％もの高い頻度であった[13]。一方、LMA群では一例も流入がなかった。これは、口腔、咽頭腔内に出た血液が、喉頭を包み込む構造のLMAにより気管への流入を阻止したからと考えられる。このことは、LMA挿入後に口腔内に流し込んだメチレンブルーやバリウム造影剤が気管内に流入するか否かを調べた研究で、流入がないことが証明されている[14]。これらのことより、アデノイドおよび扁桃摘出術で

は、LMAのほうが気管挿管に比してよりよい適応と言える。

3. 副鼻腔手術

慢性副鼻腔炎に対する鼻内視鏡手術も、手術要因として誤嚥の危険性が高いわけでなく、また筋弛緩も必要でない。そのため、LMAがよい適応となり得る。また口腔内に溜まった血液が気管内に流入するのをLMAが防御する特徴を考えると、よい適応といえよう。鼻内視鏡手術においても、口からチューブが突出していると手術を行いにくいため、Flexible™を挿入して、下顎に向かって固定するとよい。

6 放射線治療

小児などで、全身麻酔下に放射線治療を頻回に行う場合がある。被曝の問題もあり、フェイスマスクの使用は困難なため、従来は気管挿管がその都度行われていた。この場合、LMAの使用によって気管挿管を避けることができる。腹臥位での処置中でもLMAにより問題なく気道確保ができたと報告されている[19]。

核磁気共鳴画像法（MRI）使用中に全身麻酔が必要な場合、フェイスマスクで気道確保をしようとすると、画像がブレる可能性が高くなり実用的でない。この場合もLMAの使用により、その危険性は減る[20]。ただし、LMAのカフ注入パイロットチューブ内のバルブは金属のため、干渉を起こす可能性がある。またLMAと周辺組織の鑑別が困難な場合があることに注意すべきである[21]。

7 覚醒下開頭術

脳外科手術中に、言語野の確認などのために覚醒させて発語させる、いわゆる覚醒下開頭術が行われることがある。鎮静下に手術を行うか、全身麻酔状態から一時的に覚醒させ、再び麻酔状態に戻す方法がとられる[22, 23]。後者の場合、フェイスマスクを用いて気道管理がなされていたが、術中の上気道閉塞の危険性があった[22]。麻酔の導入後にLMAを挿入しておくことにより、術中の必要なときに麻酔から覚醒させ、検査終了時に再び麻酔状態にする方法が考案され[24, 25]、その有用性が確認された[22]。術中に覚醒させたときにLMAを抜去し、発語させる方法が主流のようだが[22, 24, 26]、LMAを挿入したまま皮質刺激中に発語をさせ得た報告もある[25]。理論上は、LMAが挿入されていても発語は可能なため、術中にLMAを抜去したり、再挿入したりする必要がなく、有用な方法となり得る。

どんな手術時に使えるか？〈一般篇〉 第6章

KEY POINTS

- LMAは、フェイスマスクで気道確保を安全に行える症例で適応がある。
- 顔面部の手術や全身麻酔下の放射線治療のように、術野の事情でフェイスマスクを保持するのが困難な場合、LMAが活躍し得る。
- 眼科手術や耳鼻科手術で使用する場合、Flexible™を使用するとよい。
- 扁桃摘出術や鼻内視鏡手術で出た血液の気管への流入は、LMAの使用中の方が、気管挿管中より少ない。
- 覚醒下開頭術の場合、LMAが有利な可能性がある。

【引用文献】

1) Asai T, Morris S. The laryngeal mask airway its features, effects and role (Review). Can J Anaesth 1994 ; 41 : 930-60.
2) Keller C, Brimacombe J, Kleinsasser A, Loeckinger A. Does the ProSeal laryngeal mask airway prevent aspiration of regurgitated fluid ? Anesth Analg 2000 ; 91 : 1017-20.
3) Brimacombe J, Keller C. Aspiration of gastric contents during use of a ProSeal™ laryngeal mask airway secondary to unidentified foldover malposition. Anesth Analg 2003 ; 97 : 1192-4.
4) Joshi GP, Inagaki Y, White PF, et al. Use of the laryngeal mask airway as an alternative to the tracheal tube during ambulatory anesthesia. Anesth Analg 1997 ; 85 : 573-7.
5) Cork RC, Depa RM, Standen JR. Prospective comparison of use of the laryngeal mask and endotracheal tube for ambulatory surgery. Anesth Analg 1994 ; 79 : 719-27.
6) Asai T, Fujise K, Uchida M. Use of the laryngeal mask in a child with tracheal stenosis. Anesthesiology 1991 ; 75 : 903-4.
7) Russell R, Judkins KC. The laryngeal mask airway and facial burns. Anaesthesia 1990 ; 45 : 894.
8) Brimacombe J, Keller C. Stability of the LMA-ProSeal and standard laryngeal mask airway in different head and neck positions : a randomized crossover study. Eur J Anaesthesiol 2003 ; 20 : 65-9.
9) Barclay K, Wall T, Wareham K, Asai T. Intra-ocular pressure changes in patients with glaucoma : comparison between the laryngeal mask airway and tracheal tube. Anaesthesia 1994 ; 49 : 159-62.
10) Lamb K, James MF, Janicki PK. The laryngeal mask airway for intraocular surgery : effects on intraocular pressure and stress responses. Br J Anaesth 1992 ; 69 : 143-7.
11) Holden R, Morsman CD, Butler J, Clark GS, Hughes DS, Bacon PJ. Intra-ocular pressure changes using the laryngeal mask airway and tracheal tube. Anaesthesia 1991 ; 46 : 922-4.
12) Akhtar TM, McMurray P, Kerr WJ, Kenny GN. A comparison of laryngeal mask airway with tracheal tube for intra-ocular ophthalmic surgery. Anaesthesia 1992 ; 47 : 668-71.
13) Williams PJ, Bailey PM. Comparison of the reinforced laryngeal mask airway and tracheal intubation for adenotonsillectomy. Br J Anaesth 1993 ; 70 : 30-3.
14) John RE, Hill S, Hughes TJ. Airway protection by the laryngeal mask. A barrier to dye placed in the pharynx. Anaesthesia 1991 ; 46 : 366-7.
15) 浅井 隆. ラリンジアルマスクの使用に必要な解剖および生理学的知識. 安本和正編：最新ラリンジアルマスク. 東京：克誠堂、2005；11-29.

16) Mason DG, Bingham RM. The laryngeal mask airway in children. Anaesthesia 1990；45：760-3.
17) Asai T, Matsumoto S, Shingu K, Noguchi T, Koga K. Use of the laryngeal tube after failed laryngeal mask airway. Anaesthesia 2005；60：825-6.
18) 浅井　隆．気道確保：挿管困難症例におけるラリンジアルマスクの役割（総説）．日本臨床麻酔学会誌 1999；19：231-4.
19) Grebenik CR, Ferguson C, White A. The laryngeal mask airway in pediatric radiotherapy. Anesthesiology 1990；72：474-7.
20) Rafferty C, Burke AM, Cossar DF, Farling PA. Laryngeal mask and magnetic resonance imaging. Anaesthesia 1990；45：590-1.
21) Fairfield JE. Laryngeal mask and magnetic resonance--a caution. Anaesthesia 1990；45：995.
22) Sarang A, Dinsmore J. Anaesthesia for awake craniotomy--evolution of a technique that facilitates awake neurological testing. Br J Anaesth 2003；90：161-5.
23) 佐藤清貴、加藤正人、吉本高志．Awake craniotomyの麻酔管理．臨床麻酔 1999；23：213-6.
24) Tongier WK, Joshi GP, Landers DF, Mickey B. Use of the laryngeal mask airway during awake craniotomy for tumor resection. J Clin Anesth 2000；12 592-4.
25) 篠隅哲也、生野慎二郎、岩切重憲、重松研二、比嘉和夫．プロポフォールとラリンジアルマスクを用いた覚醒下開頭手術の麻酔経験．麻酔　2002；51：529-31.
26) Hagberg CA, Gollas A, Berry JM. The laryngeal mask airway for awake craniotomy in the pediatric patient：report of three cases. J Clin Anesth 2004；16：43-7.

（浅井　隆）

第7章

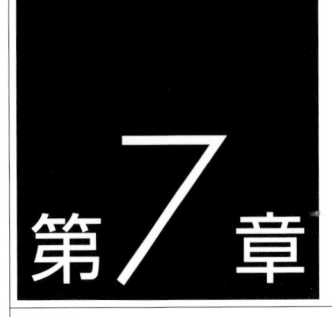

どんな手術時に使えるか？〈応用篇〉

- **1** 腹腔鏡手術
- **2** 肺手術
- **3** 気管切開
- **4** 歯科・口腔外科小手術
- **5** 腹臥位手術
- **6** 長時間手術とLMA

従来のLMA（LMA Classic™、以下Classic™）は、その低侵襲性から自発呼吸をベースにした気道管理に向いているといわれていた。しかし、気管挿管に匹敵するタイトな気道管理は難しく、謳い文句である低侵襲性のみでは一般の麻酔管理に幅広く受け入れられることにはならなかった。一方、様々な合併症が報告されているにもかかわらず気管挿管が現在でも一般的に受け入れられているのは、気道内での気密性と誤嚥に対する防御と安全性の面でこれに勝るものがないからである。しかし、数多くの上気道の気道確保の器材が開発されている中でLMAは自身の持つ問題点を常に改良させながら、進化を遂げ、臨床での有用性を発揮できる場面を着実に増やしてきた。特にLMA ProSeal™（以下ProSeal™）は、カフの形状や構造を改善し、気道への密着性を高め、自発呼吸のみならず陽圧換気への対応もかなり満足できるものとなった。もう一つの新たな機能として特に胃管挿入を容易に行えるようになったことが挙げられ、これにより誤嚥のリスクを軽減させ、日常麻酔での使用機会も明らかに増加した。LMAはフェイスマスクによる麻酔管理の代用程度に考えられていたものが、現在では時には気管挿管に代わる役割を果たしたり、それ以上の有用性を発揮したりする場面もある。

　近年、手術の低侵襲化が謳われ、内視鏡手術や内視鏡補助下手術などが増加しているが、麻酔管理そのものは決して簡便化しているわけではない。例えば、気腹や体位変換を用いた腹腔鏡操作や一側肺換気による胸腔鏡など、このような低侵襲手術ではむしろ生体はより非生理的な状況におかれ、それらに対応すべく麻酔管理も高度な技術が要求されるようになっている。また、手術時間の長時間化にも対応しなければならない。その中で麻酔管理そのものもできるだけ低侵襲に抑え、患者への負担を軽減していこうとする試みも多い。LMAの麻酔管理への応用はまさにその試みの1つであるが、本稿ではLMAがどのような手術の麻酔管理に応用されるようになっているのか、その現状を述べたい。

1 腹腔鏡手術

　LMAの開発された当初よりLMAを腹腔鏡手術の麻酔管理に適用しようとする試みはあった[1]。しかし、その背景には日本とは全く異なる事情があるかもしれない。すなわち、欧米では主として短時間の婦人科腹腔鏡検査が対象であり、麻酔時間もごく短く、早期に退院しなければならないため、気道合併症の多い気管挿管よりもLMAのほうが好ましい。**表1**に腹腔鏡手術におけるLMA適用のガイドラインを示す[2]。この中には、'15'のルールというのがあり、腹腔鏡手術にLMAを適用する場合、15°以内の頭低位、15cmH$_2$O以内の気腹圧、手術時間は15分以内を守ることとされている。日本では手術時間が15分以内ということはまずありえないので、我々の日常臨床を基準に考えるとLMAを適用することは不可能ということになる。しかし、このガイドラインが作成された後にProSeal™が普及し、より長時間の腹腔鏡手術でも麻酔管理が可能になってきた。ProSeal™は従来のClassic™に比較するとそのシール圧を有意に向上させているためである。ProSeal™の平均シール圧は27ないし30cmH$_2$Oであ

表1 腹腔鏡手術におけるLMA適用のガイドライン

1. 熟練したLMAのユーザーであること
2. 患者の選択に細かい配慮をする — 食道逆流の既住がなく、絶飲食が守られている、正常の肺コンプライアンス
3. 外科医がLMAの使用を認識していること
4. 適切なサイズのLMAを使用すること — 例えば#4＞50kg
5. 十分な麻酔深度のもとでLMA挿入を行う（必要ならばミバクリウム、ロクロニウムのような筋弛緩薬を用いて）
6. 標準的方法で適正な位置に留置すること
7. 自発呼吸または8〜10ml/kgの陽圧換気で管理すること
8. 全静脈麻酔または吸入麻酔薬を使用すること（ハロタンは避ける）
9. '15'の鉄則を守ること：＜15°の頭低位、＜15cmH$_2$Oの気腹圧、＜15分の手術時間
10. 術中の不十分な麻酔や筋弛緩を避けること
11. 全身麻酔の終了前に筋弛緩から回復させること
12. 覚醒の妨げになるようなことを避けること

（文献2) Brimacombe JR, Brain AIJ. Advanced uses：surgery in The Laryngeal mask airway-a review and practical guide. Saunders Co. 1997：166.より引用）

るのに対し、Classic™のシール圧は19ないし22cmH$_2$Oであり、ProSeal™はClassic™に比較して少なくとも50％高いシール圧が得ることができる[3〜7]。このため、腹腔鏡手術においてProSeal™ならば、従来のClassic™よりも安全に麻酔管理が行える可能性がある。腹腔鏡手術の麻酔管理のポイントは、気腹や頭低位（婦人科手術）に伴う胸郭肺コンプライアンスの低下や機能的残気量の減少[8]、二酸化炭素吸収によるPaco$_2$の上昇であり[9]、気道内圧の上昇や二酸化炭素の排出に対応しなければならない。80例の腹腔鏡下胆嚢摘出術を対象にClassic™またはProSeal™で麻酔管理を行った比較研究では、Classic™群で2割に気腹中に換気障害を認め、3例で胃の膨満を来たした一方、ProSeal™では問題なく麻酔管理が行えたと報告している[10]。またMaltbyらは、婦人科腹腔鏡検査[11]、腹腔鏡下胆嚢摘出術[12]における麻酔管理にProSeal™を使用し、特に臨床的に問題となるリークや消化管の膨満をきたさずに管理することが可能であると報告した。

しかし、Maltbyらの腹腔鏡下胆嚢摘出術を対象とした調査では[12]、ProSeal™群に振り分けられたBMI＞30kg/m^{2}の肥満患者のうち25％で挿入時に問題があって気管挿管に余儀なく変更されている。さらにProSeal™にて腹腔鏡下胆嚢摘出術の麻酔管理中に胃の膨満を指摘され、その原因を検索したところ、マスク先端の背側への折れ曲がりを引き起こしていたとする報告もある[13]。これらを考慮すると、ProSeal™で麻酔管理を行う全ての場合についていえることであるが、マスクの挿入を行ったら、十分なシール圧が得られているかどうかを確認しておくと同時に、胃管をドレーンチューブから挿入し、胃内容の減圧あるいは吸引が行えること

を確かめておくべきであろう。これらにより、マスクの位置異常がある程度診断でき、麻酔管理に十分耐えられるかどうかがわかる。リークや気道閉塞が認められる、胃管を挿入できないなどといった所見が挿入時に認められるようであれば、入れ直すか気管挿管に切り替えるのが適切である。ガムエラスティックブジーを用いたProSeal™の挿入はマスクの折れ曲がりを防ぐことができ、より確実に挿入できるので、入れ直しが必要な際に試みる価値がある[14]。

2 肺手術

　開胸手術や胸腔鏡手術では通常、2腔気管支チューブあるいは気管支ブロッカを併用した一側肺換気（one lung ventilation：OLV）を行うことが一般的になっている。気管支ブロッカの開発により、OLVを行うには必ずしも2腔気管支チューブの挿管は必要ではなく、また気管挿管のみならずLMAでも麻酔管理が行える[15]。OLVは気管支ブロッカよりもむしろ2腔気管支チューブで管理する場合が多いと考えられるが、2腔気管支チューブでルーチンに管理する施設でも気管支ブロッカを使用せざるを得ないことがある。そのような場面として、挿管困難症例での一側肺換気や体型に見合った細い2腔気管支チューブが手元にない場合が挙げられる。挿管困難に対する2腔気管支チューブの挿管は通常の気管チューブの場合よりもはるかに困難である。それは喉頭鏡操作による挿管が2腔気管支チューブでは難しくなるだけではなく、気管支鏡あるいはチューブイントロデューサといった挿管困難に対する常套手段を2腔気管支チューブに適用することが困難であるためである。また内径が成人症例で7.0mm以下の細い気管チューブしか挿入できない場合も、気管支鏡と気管支ブロッカの2本を同時にチューブに通すことが困難になり、成人サイズ（9Frまたは3mm）の気管支ブロッカによる管理が難しくなる。すなわち成人用の気管支ブロッカ（Arndt endobronchial blocker™：Cook Critical Care社製、クーデック気管支ブロッカチューブ：大研医器）では外径が9Frもしくは3mmあるため、吸引ポートつきの2.8mmを越える径の気管支鏡を用いて気管支ブロッカを誘導したり、位置を確認したりすることが困難である。Arndtは7Frや5Frサイズの規格もあるので常備されていればよいかもしれない。気管チューブと比較してProSeal™の有利な点は、挿管困難にも対応できることはもちろん、同じ体型の人に使用する気管チューブの内腔よりも広いので（#3で内径は9mm）、気管支鏡を用いた気管支ブロッカの挿入を容易に行うことができることである（図1、表2）。

　LMAを用いたOLVの注意点としては、OLVでは30cmH$_2$O前後の高い気道内圧を要する場合も多いので、シール圧が十分に確保されていなければならない。側臥位にて手術を施行するためカフのずれによる換気障害にも注意する。さらに浅い麻酔や筋弛緩になると気管支ブロッカにより喉頭痙攣を誘発するため、麻酔深度を十分に保つよう注意する必要がある。また気管支ブロッカの一般的問題点として、術側肺の虚脱に時間がかかること、出血や分泌物によるブロッカ内腔が閉塞しやすいこと、右気管支に留置する場合に上葉気管支を閉塞して虚脱を得ら

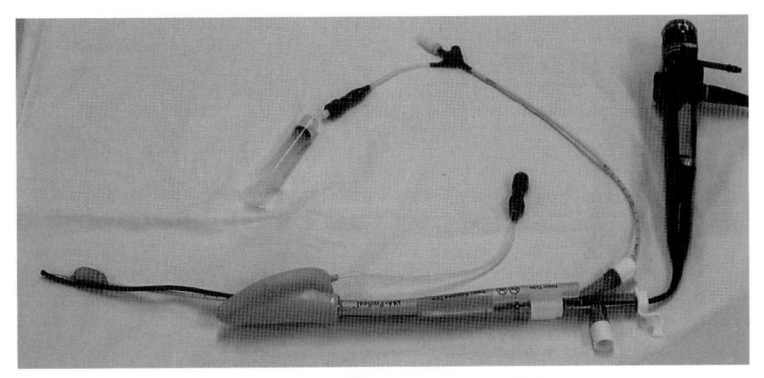

図1 ProSeal™を通じた一側肺換気
#3 ProSeal™を通じて気管支ブロッカー（9Fr Arndt endobronchial blocker™, Cook Critical Care 社製）および、2.8mm の吸引ポート付き気管支鏡を挿入した。

表2 ProSeal™のエアウェイチューブの内径と受け入れ可能な気管支鏡サイズ、気管チューブサイズ（IDmm）

マスクサイズ	エアウェイチューブ ID（mm）	受け入れ可能サイズ（mm） 気管支鏡	受け入れ可能サイズ（mm） 気管チューブID
1½	6.4	3.5	4.5 カフなし
2	6.4	3.5	4.5 カフなし
2½	8.0	3.5	4.5 カフなし
3	9.0	4.0	5.0 カフなし
4	9.0	4.0	5.0 カフなし
5	10.0	5.0	6.0 カフつき

れなくなることなどが挙げられる。LMAを通じた気管支ブロッカの管理を行うには、上記の問題点をふまえてその適用が適切であるかよく考慮し、LMAの挿入の技術のみならず気管支ブロッカの扱いや気管支鏡操作に精通した麻酔科医が行う必要がある。

3 気管切開

　気管切開法として、いわゆる標準的な外科的気管切開に加えて、最近は症例によってはセルジンガ方式で経皮的に気管切開を施行する施設も多くなった。経皮的気管切開は、キットがあればベッドサイドでも比較的簡便に施行でき、安全性や合併症についても外科的気管切開と比較して劣らない[16,17]。経皮的気管切開として、ガイドワイヤを介して鉗子で気管孔を拡張して気管チューブを挿入する方法（Griggs法）とガイドワイヤを介してダイレータで気管孔を拡

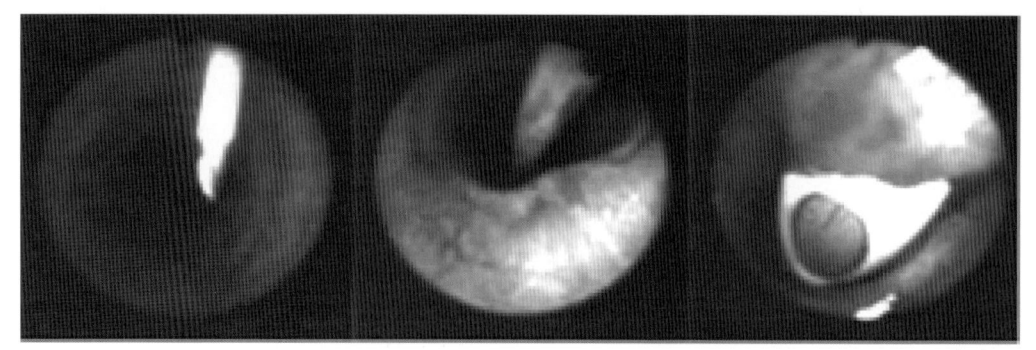

a|b|c

図2 気管支鏡監視下での経皮的気管切開
(a) 気管の正中より18G静脈留置針を穿刺し、ガイドワイヤーを挿入する
(b) ガイドワイヤーを通じたダイレータによる気管孔の拡張
(c) 拡張した気管孔よりカフ付き気管カニューレの挿入
刺入から気管カニューレ挿入の過程を気管支鏡にて観察し、気管損傷や誤挿入を防止する。
(Cook Critical Care 社ウェブより引用)

張していく方法（Ciaglia法あるいはBlue Rhino™法）の2つが本邦では普及している。

　これらの経皮的気管切開を安全に施行するための重要なポイントは、術中の気道確保、穿刺部位の確認、気管損傷や出血の防止である。まず初めにカテーテルを用いて気管穿刺を行い、ガイドワイヤを挿入するが、その穿刺部位を誤ると、チューブの誤挿入さらに皮下気腫や縦隔気腫など重大な合併症を招くことになる。またガイドワイヤを通じたダイレータや鉗子による気管穿刺部の拡張の際には気管損傷を招くことがあり、これら一連の操作の過程を気管支鏡で監視するとより安全である（図2）[18]。気道確保については既に気管挿管されている場合にはカフの誤穿刺を防ぐために、穿刺時に気管チューブを声門直下までに戻しておき、ガーゼパッキングなどでリークを防ぐ。気管挿管されていない場合にはLMAで気道確保しておくのがよい。60例の経皮的気管切開症例を気管挿管で管理した群とLMAで管理した群を比較検討した研究では、気管挿管でカフの穿刺や気管チューブの術中逸脱といったトラブルが13%に認められ、LMAの方が換気も保たれていたと報告している[19]。声門上の重篤な気道狭窄があってLMAによる一時的気道確保が困難な場合には、このような手順による気管切開は適切でないかもしれない。

4　歯科・口腔外科小手術

　LMAは耳鼻科・頭頸部外科領域はもちろん、口腔内の小手術や歯科麻酔にも応用されている。歯科治療では時に全身麻酔や鎮静が必要になる症例も多い。簡便な麻酔法として鼻マスクを使用した亜酸化窒素の吸入を行う場合があるが、低酸素血症や興奮を招くことがある[20,21]。また気管挿管による気道確保は安全で、特に経鼻挿管では術野を十分に確保することができ

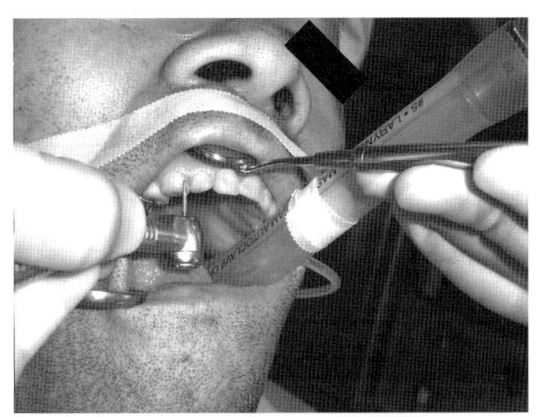

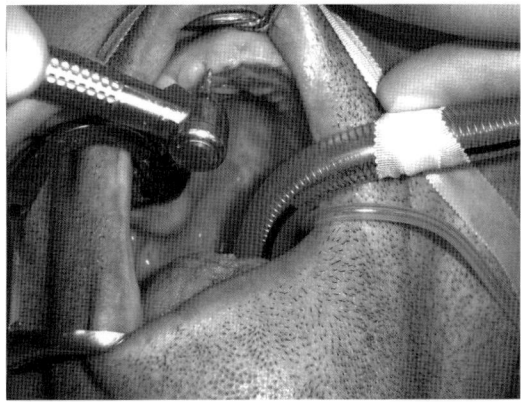

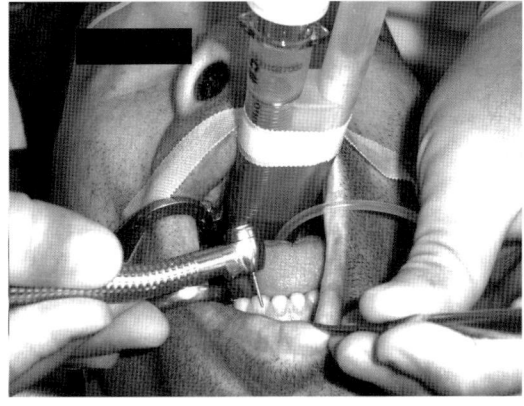

図3 各種LMAを用いた歯科治療

(a) Classic™
(b) Flexible™
(c) ProSeal™

いずれのLMAでも歯科治療は可能であるが、Flexible™による気道確保が最も口腔内の視野を広く確保することができ、チューブや麻酔回路をわきによけることもできるので口腔内の手術に最も適していることがわかる。
(東京医科歯科大学大学院医歯学総合研究科麻酔生体管理学　小長谷光先生の御厚意による)

るが、筋弛緩薬の使用や鼻出血、気道合併症が問題となる。LMAはマスクと気管挿管の双方の利点を兼ね備えており、低侵襲でより確実な気道確保と麻酔を提供することが期待できる。1991年にYoungは421例の歯科治療患者に対するClassic™の使用を報告している[22]。この報告では、安定した気道確保が得られた症例が81%であり、17%に一時的な気道閉塞を、2%に一貫した気道閉塞を認めたが、いずれも一時的な気道確保として使用に耐え得るものであったとしている。しかし、Classic™ではチューブが太く、口腔内のスペースが狭まり、術野を確保する点では不利であるという問題点があった。その後、チューブをらせん構造に改良したLMA Flexible™（以下Flexible™）が開発されたが、学童に使用される♯2.5を比較するとチューブの外径と長さがClassic™でそれぞれ12mm、15cmであるのに対し、Flexible™では8mm、20cmと、スリムで長くなっている。そのため、術野が確保しやすくなり、チューブを比較的自由に左右、頭側尾側に寄せることもでき、麻酔回路も術野から離してチューブに接続できるようになった。Georgeらは小児の外来抜歯患者120例を鼻マスク群、Classic™群、Flexible™群の3群にわけて麻酔管理を行い、LMAでは鼻マスクよりも気道閉塞やSpO_2の低下が少なく、トラブルによる手術の中断も少なかったと報告している[23]。また術野の確保という点ではやはりClassic™よりもFlexible™のほうが良好である（図3）。さらに口腔内の術野をより広く確保するために、Flexible™を経鼻に入れ替える方法もある。Flexible™を経口で挿入した後に鼻から挿入したFoleyカテーテルを口腔へ誘導し、これをLMAのチューブに接続した上で逆行性に鼻へ誘導する方法がある[24]。

5 腹臥位手術

腹臥位手術でもLMAで麻酔管理ができるという報告が散見される[25, 26]。腹臥位手術の中でもLMAを適用できるものは胸椎ないし腰椎の手術、四肢体幹の手術、会陰部の手術に限られ、頭頸部あるいは頸椎手術ではLMAの手元での管理ができないため除外される。しかし、このような腹臥位手術をLMAで管理しなければならない根拠や正当性はない。要は気道確保を行う麻酔科医が気管挿管よりもLMAを選択した方が相対的に有利であると感じるか否かによるものと思われる。またLMAに対する絶対的な自信と豊富な経験がなければ適用してはならない。また、慣れたスタッフが麻酔導入の介助につくことと術者のコンセンサスも得られていることも重要なポイントである。

腹臥位手術でLMAを使用することの利点を挙げると、患者自身によって楽で安全な腹臥位を得た後に麻酔の導入とLMAの挿入を行えることである。このようにすると腹臥位に体位を変換する際に問題となるカテーテルトラブルや体組織の圧迫は防止でき、体位変換を行うための労力も軽減できる。またこの試みのもう一つの臨床的意義は、腹臥位でも緊急時にはLMAを用いて気道確保を行い、レスキューを図れるという証しが得られることであろう。腹臥位手術中の事故抜管をLMAで救済できたとする報告はいくつかある[27, 28]。Dingemanは小児での

腹臥位手術中に気管チューブが気管内から抜けた症例に対して気管チューブと経鼻胃管や体温計を抜去しマスク換気を施行した後にLMAを腹臥位のまま挿入し、対応できたという[28]。

　腹臥位での麻酔導入は、患者の顔を横（左）に向けるか、下向きのままマスクを密着させて通常の導入を行う（図4）。腹臥位でのマスク換気は、舌根が上気道を塞ぐことなく容易に行える[26]。LMA挿入時には顔を横に向けた状態で、利き手でない手で頭部の後屈を促し、介助者により開口を補助してもらえば標準的な方法で挿入が可能である。歯牙の動揺や欠損、歯周病の有無には術前から注意しておくべきである。また、手術終了後はそのまま覚醒させ、腹臥位のままLMAを抜いてよい。大きな問題点として、挿管する必要が生じた場合が挙げられる。そのような場合に、すぐに仰臥位に戻せるということも腹臥位でのLMA管理を行う際の必要条件となる。また胃内容の逆流や誤嚥のリスクが仰臥位より増加するかどうかは明らかではなく、腹臥位での麻酔導入のリスクも解析されているわけではない。腹臥位でのLMAによる管理は一般的なテクニックとはいえないが、LMAは腹臥位での蘇生や事故抜管の際の緊急気道確保の選択枝として考慮すべきであろう。

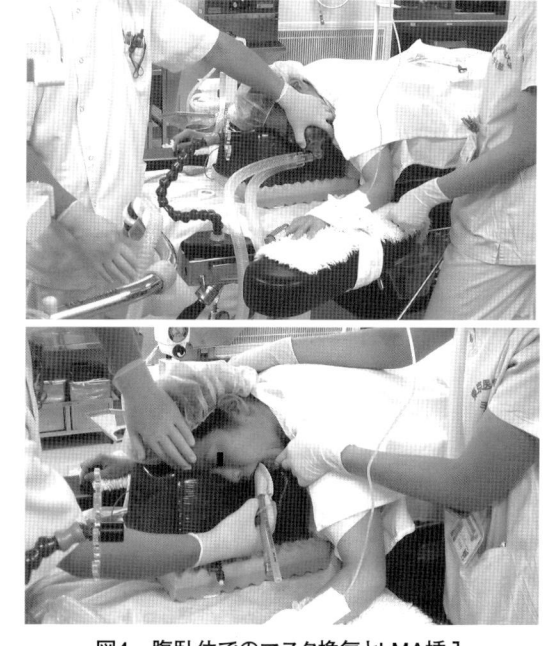

図4　腹臥位でのマスク換気とLMA挿入
（a）顔を左に向けてマスクを密着させれば容易にマスク換気を行うことができる。
（b）挿入者は左手を額に当て、頭部を伸展させると開口が促される。開口が不十分である場合には介助者に開口を促してもらう。

6 長時間手術とLMA

　LMAによる麻酔管理として一般的に容認されているのは、胃内容の増加という見地から2時間程度までの症例とされていた[29]。長時間になれば誤嚥のリスクが高まり、気道内分泌物への対応も増加する。ProSeal™ではその先端の形状による逆流防止効果、ドレナージチューブからの逆流物の排除、胃管の留置による胃内容の吸引などから、逆流や誤嚥のリスクはClassic™使用時よりもかなり軽減できるはずである[30〜34]。

　これまでの長時間麻酔管理の報告では、6時間を越える気道管理を問題なく施行し得たとする報告もあったが[35, 36]、現実にも2時間をはるかに越える長時間症例に使用している麻酔科医も多いと思われる。また挿管困難の予想される新生児に4日間の留置を行い、呼吸管理を施行した報告もある[37]。

　長時間のLMAによる気道管理でもう一つ注意すべき問題点としてカフ内圧の増加による粘膜の物理的圧迫があげられる。カフがシリコン製であるClassic™、ProSeal™、Flexible™の場合には、特にカフ内圧の管理を厳重に行うべきである。シリコンカフでは亜酸化窒素や二酸化炭素のカフ内への拡散を容易に招くため、比較的短時間にカフ容量とカフ内圧が上昇し[38〜40]、たとえカフ内圧を初めに45cmH$_2$O程度に規定しておいても、100cmH$_2$Oを超えるほど上昇することがしばしばある。したがってこれを放置した場合、咽頭粘膜や神経の傷害のリスクが高まることが懸念される。具体的には粘膜の傷害[41, 42]や反回神経麻痺[43〜45]のほか、舌下神経麻痺[46, 47]、舌神経麻痺[48, 49]といった末梢神経の障害も報告されている。これらの合併症は必ずしも留置時間またはカフ内圧といった単一の因子が要因になっているわけではないが、長時間麻酔ではカフ内圧を調節しながら管理を行うのが安全である。

　LMAによる麻酔管理に時間的な面で制約や基準を設けることは、エビデンスも少なく難しい。しかし、予め長時間に及ぶと判っている症例に対してLMAを第一選択にすることは避けるべきで、手術時間が延長したり、予期せぬ挿管困難でLMAによる気道確保に変更したりした場合に限り、以下の条件で6〜8時間までの麻酔管理を行えるといえよう。すなわち、①呼吸器系の問題がない（上気道炎がない、低肺コンプライアンスでない、気道分泌物が多くない）、②挿入が円滑に行われている、③胃管を挿入し、十分にドレナージできる、④シール圧が20cmH$_2$O以上確保されている、⑤カフ内圧（60cmH$_2$O以下、リークさえなければカフエアは少量でよい）や換気パラメータ（気道内圧、換気量、呼気二酸化炭素呼出波形）を適宜観察する、⑥麻酔深度を適正に保つ、⑦経験の豊かな麻酔科医が管理を行う、といった条件である。

【参考文献】

1) Brain AIJ. The laryngeal mask-a new concept in airway management. Br J Anaesth 1983；55：801-5.
2) Brimacombe JR, Brain AIJ. Advanced uses：surgery in The Laryngeal mask airway-a review and practical guide Saunders Co. 1997；166.
3) Evans NR, Gardner SV, James MF, et al. Proseal^{TM} laryngeal mask：results of a descriptive trial with experience of 300 cases. Br J Anaesth 2002；88：534-9
4) Brimacombe J, Keller C. Stability of the LMA ProSeal^{TM} and the standard laryngeal mask airway in different head and neck positions：a randomized crossover study. Eur J Anaesthesiol 2003；20：65-9.
5) Brimacombe J, Keller C, Boehler M, et al. Positive pressure ventilation with ProSeal^{TM} versus Classic laryngeal mask airway：a randomized, crossover study of healthy female patients. Anesth Analg 2001；93：1351-3.
6) Brimacombe J, Keller C, Fullekrug B, et al. A multicenter study comparing the ProSeal^{TM} and Classic^{TM} laryngeal mask airway in anesthetized, nonparalyzed patients. Anesthesiology 2002；96：289-95.
7) Lu PP, Brimacombe J, Yang C, et al. ProSeal^{TM} versus the Classic^{TM} laryngeal mask airway for positive pressure ventilation during laparoscopic cholecystectomy. Br J Anaesth 2002；88：824-7.
8) Fahy BG, Barnas GM, Flowers JL, et al. The effects of increased abdominal pressure on lung and chest wall mechanics during laparoscopic surgery. Anesth Analg 1995；81：744-50.
9) Baraka A, Jabbour S, Hammoud R, et al. End-tidal carbon dioxide tension during laparoscopic cholecystectomy. Correlation with the baseline value prior to carbon dioxide insufflation. Anaesthesia 1994；49：304-6
10) Lu PP, Brimacombe J, Yang C, et al. ProSeal^{TM} versus the Classic^{TM} laryngeal mask airway for positive pressure ventilation during laparoscopic cholecystectomy. Br J Anaesth 2002；88：824-7.
11) Maltby JR, Beriault MT, Watson NC, et al：LMA-Classic^{TM} and LMA-ProSeal^{TM} are effective alternatives to endotracheal intubation for gynecologic laparoscopy. Can J Anaesth 2003；50：71-7
12) Maltby JR, Beriault MT, Watson NC, et al. The LMA-ProSeal^{TM} is an effective alternative to tracheal intubation for laparoscopic cholecystectomy. Can J Anaesth 2002；49：857-62.
13) Brimacombe J, Keller C, Berry A. Gastric insufflation with the ProSeal^{TM} laryngeal mask. Anesth Analg 2001；92：1614-5.
14) Brimacombe J, Irving S, Keller C. Ease of placement of LMA Proseal^{TM} with a gastric tube inserted. Anesth Analg 2004；98：1817.
15) Ozaki M, Murashima K, Fukutome T. One-lung ventilation using the ProSeal^{TM} laryngeal mask airway. Anaesthesia 2002；59：726.
16) Holdgaard HO, Pedersen J, Jensen RH, et al. Percutaneous dilatational tracheostomy versus conventional surgical tracheostomy. A clinical randomised study. Acta Anaesthesiol Scand 1998；42：545-50.
17) Rosenbower TJ, Morris JA Jr, Eddy VA, et al. The long-term complications of percutaneous dilatational tracheostomy. Am Surgeon 1998；64：82-7.
18) Berrouschot J, Oeken J, Steiniger L, et al. Perioperative complications of percutaneous dilational tracheostomy. Laryngoscope. 1998；107：1538-44.
19) Dosemeci L, Yilmaz M, Güpinar F, et al. The use of the laryngeal mask airway as an alternative to the endotracheal tube during percutaneous dilatational tracheostomy. Intensive Care Med 2002；28：63-7.
20) Bone ME, Galler D, Flynn PJ. Arterial oxygen saturation during general anaesthesia for paediatric dental extractions. Anaesthesia 1987；42：879 ⋦ 82.
21) Allen NA, Rowbotham DJ, Nimmo WS. Hypoxaemia during outpatient dental anaesthesia.

Anaesthesia 1989 ; 44 : 509-11.
22) Young TM. The laryngeal mask in dental anaesthesia. Eur J Anaesthesiology 1991 ; Suppl. 4 : 53-9.
23) George JM, Sanders GM. The reinforced laryngeal mask in paediatric outpatient dental surgery. Anaesthesia. 1999 ; 54 : 546-51.
24) Marchionni L, Agro F, Favaro R, et al. The Flexible™ laryngeal mask as a nasal airway. Anesth & Analg 1997 ; 85 : 1179.
25) Milligan KA. Laryngeal mask in the prone position. Anaesthesia. 1994 ; 49 : 449.
26) Ng A, Raitt DG, Smith G. Induction of anesthesia and insertion of a laryngeal mask airway in the prone position for minor surgery. Anesth Analg 2002 ; 94 : 1194-8.
27) Raphael J, Rosenthal-Ganon T, Gozal Y. Emergency airway management with a laryngeal mask airway in a patient placed in the prone position. J Clin Anesth. 2004 ; 16 : 560-1.
28) Dingeman RS, Goumnerova LC, Goobie SM. The use of a laryngeal mask airway for emergent airway management in a prone child. Anesth Analg 2005 ; 100 : 670-1.
29) Asai T, Morris S. The laryngeal mask airway : its features, effects and role. Can J Anaesth 1994 ; 41 : 930-60.
30) Barker P, Langton JA, Murphy PJ, et al. Regurgitation of gastric contents during general anaesthesia using the laryngeal mask airway. Brit J Anaesth 1992 ; 69 : 314-5.
31) Rabey PG, Murphy PJ, Langton JA, et al. Effect of the laryngeal mask airway on lower oesophageal sphincter pressure in patients during general anaesthesia. Br J Anaesth 1992 ; 69 : 346-8.
32) Mark DA. Protection from aspiration with the LMA-ProSeal™ after vomiting : a case report. Can J Anaesth 2003 ; 50 : 78-80.
33) Keller C, Brimacombe J, Kleinsasser A, et al. Does the ProSeal™ laryngeal mask airway prevent aspiration of regurgitated fluid ? Anesth Analg. 2002 ; 91 : 1017-20.
34) Evans NR, Gardner SV, James MF. ProSeal™ laryngeal mask protects against aspiration of fluid in the pharynx. Br J Anaesth 2002 ; 88 : 584-7.
35) Brimacombe J, Shorney N. The laryngeal mask airway and prolonged balanced regional anaesthesia Can J Anaesth 1993 ; 40 : 360-4.
36) Keller C, Brimacombe J, Lirk P, et al. Failed obstetric tracheal intubation and postoperative respiratory support with the ProSeal™ laryngeal mask airway. Anesth Analg 2004 ; 98 : 1467-70.
37) Bucx MJL, Grolman W, Kruisinga FH, et al. The prolonged use of the laryngeal mask airway in a neonate with airway obstruction and Treacher Collins syndrome. Paediatr Anaesth 2003 ; 13 : 530-3.
38) Van Zundert AA, Fonck K, Al-Shaikh B, et al. Comparison of the LMA-Classic™ with the new disposable soft seal laryngeal mask in spontaneously breathing adult patients. Anesthesiology 2003 ; 99 : 1066-71.
39) Asai T, Shingu K. Time-related cuff pressures of the laryngeal tube with and without the use of nitrous oxide. Anesth Analg 2004 98 : 1803-6.
40) Brimacombe J, Keller C, Morris R, et al. A comparison of the disposable versus the reusable laryngeal mask airway in paralyzed adult patients. Anesth Analg 1998 ; 87 : 921-4.
41) Twigg S, Brown JM, Williams R. Swelling and cyanosis of the tongue associated with the use of a laryngeal mask airway. Anaesth Intensive Care 2000 ; 28 : 449-50.
42) Stillman PC. Lingual oedema associated with the prolonged use of an inappropriately large laryngeal mask airway (LMA™) in an infant. Paediatr Anaesth 2003 ; 13 : 637-9.
43) Kawauchi Y, Nakazawa K, Ishibashi S, et al. Unilateral recurrent laryngeal nerve neuropraxia following placement of a ProSeal™ laryngeal mask airway in a patient with CREST syndrome. Acta Anaesthesiol Scand 2005 ; 49 : 576-8.
44) Sacks MD, Marsh D. Bilateral recurrent laryngeal nerve neuropraxia following laryngeal mask insertion : a rare cause of serious upper airway morbidity. Paediatr Anaesth 2000 ; 10 : 435-7.
45) Daya H, Fawcett WJ, Weir N. Vocal cold palsy after use of the laryngeal mask airway. J Laryngol

Otol 1996 ; 110 : 383-4.
46) Trüpelmann P, Cook T. Unilateral hypoglossal nerve injury following the use of a ProSeal™ laryngeal mask. Anaesthesia 2005 ; 60 : 1015.
47) Stewart A, Lindsay WA. Bilateral hypoglossal nerve injury following the use of the laryngeal mask airway. Anaesthesia 2002 ; 57 : 264-5.
48) Majumder S, Hopkins PM. Bilateral lingual nerve injury following the use of the LMA. Anaesthesia 1998 ; 53 : 184-6.
49) Ahmad NS, Yentis SM. Laryngeal mask airway and lingual nerve injury. Anaesthesia 1996 ; 53 : 707-8.

〈小日向浩行、中沢弘一〉

第8章

最新情報

1. 最新LMA情報
2. その他の声門上器具
3. 結語

1 最新LMA情報

1. ディスポーザブル器具

　医療器具を介した院内感染を防止するためさまざまな努力が払われており、牛海綿状脳症（BSE）のヒト-ヒト感染の可能性が指摘されてからは、さらなる感染予防法が提案された。英国の衛生局が、扁桃にはBSEの感染源が多く含まれているため、扁桃摘出術を施行する器具はすべて使い捨てにすべきである、という指針を出したこともあり、咽頭に挿入するLMAのディスポーザブル製品（LMA Unique™、以下Unique™）の販売が開始された（図1）。また、この時期にBrainの開発したLMA社のLMAの特許が切れたこともあり、複数の製造元が類似のディスポーザブル器具を販売している。

　扁桃摘出術をディスポーザブル外科器具を用いて行ってから、器具の破損による傷害など、さまざまな問題が指摘されるようになった。これを受け、麻酔科領域でも、ディスポーザブル器具の性能の検討が重要視されるようになったが、まだまだ不十分と言わざるを得ない。Unique™の性能は、通常型LMA（LMA Classic™、以下Classic™）と同等と報告されている[1, 2]。ポーテックス社のソフトシールLMAのカフは、亜酸化窒素を透過しにくいため、亜酸化窒素を用いた全身麻酔中のカフ内圧の上昇は、ソフトシールの方がClassic™に比して小さい、とされている。実際、Classic™と比較した場合、術後に喉の痛みを訴える頻度は、ソフトシール群で有意に低かったと報告されている[3]。しかし、ソフトシールはUnique™に比して挿入がより困難で、術中の気道合併症や、術後の喉の痛みの頻度も高かったという報告もある[4]。また、Ambu社製のLMAの使用報告もある[5]。

　LMA社のLMAの開口部にある2本の柵の部位はいまだに特許が有効のため、他の類似器具には付いていない。発明者のBrainによると、この柵は喉頭蓋がチューブ内に陥入するのを防止するために付けた、としている[6]。しかし、柵の有無によりどれほどの臨床上の差があるかはいまのところ不明である。

　LMA社は、Unique™とともに、LMA Flexible™（以下Flexible™）、挿管用LMA（LMA Fastrach™、以下Fastrach™）およびLMA ProSeal™（以下ProSeal™）のディスポーザブル製品も開発した（図2〜4）。

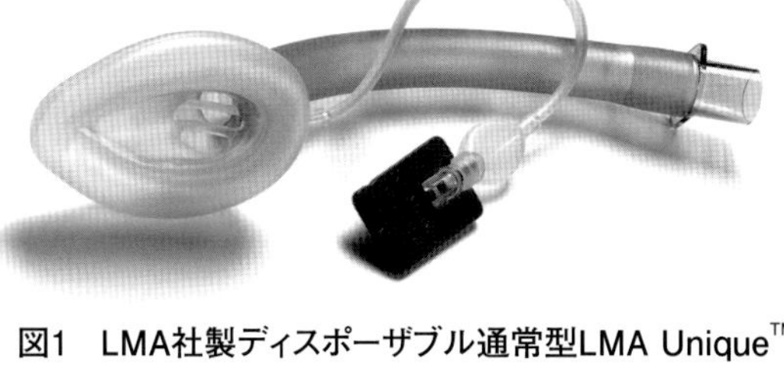

図1　LMA社製ディスポーザブル通常型LMA Unique™

最新情報 第8章

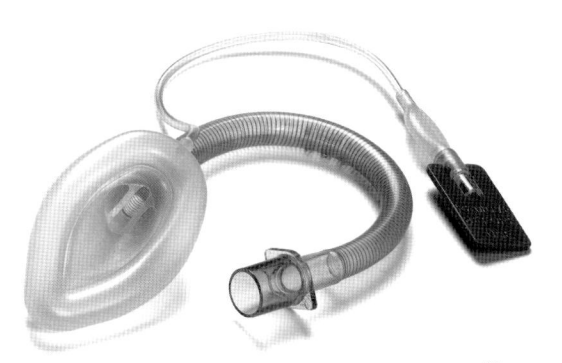

図2　LMA社製ディスポーザブルLMA Flexible™

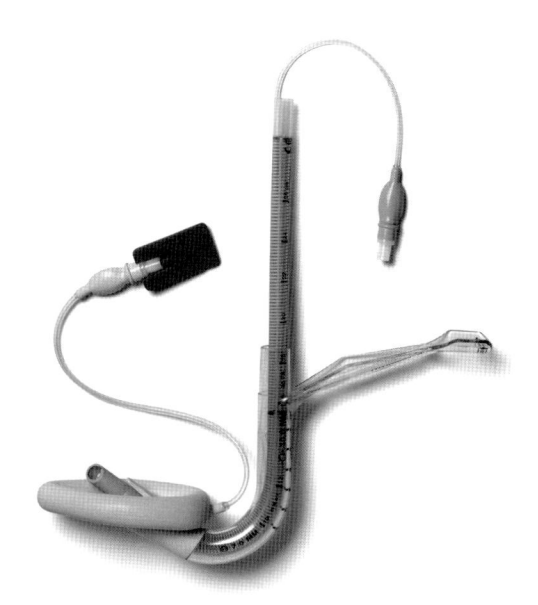

図3　LMA社製ディスポーザブルLMA Fastrach™
再使用型の換気チューブは金属製であるが、ディスポーザブルでは
無色透明プラッチック製で、中の気管チューブが見える。

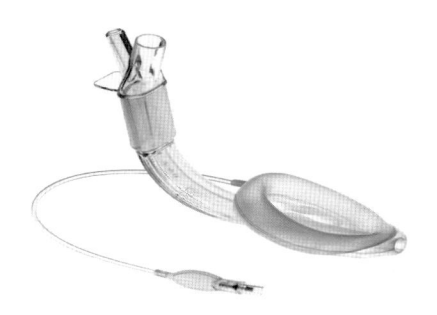

図4　LMA社製ディスポーザブルLMA ProSeal™（スプリーム）

107

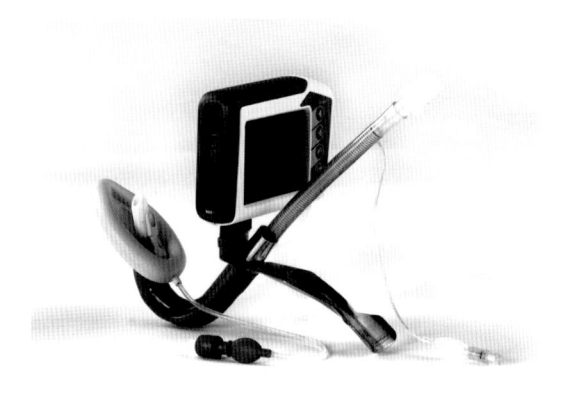

図5　LMA社製LMA CTrach™

2. 小児用ProSeal™

ProSeal™は次世代のLMAとして注目を浴びている。初期には成人サイズのみであったが、最近になって小児用サイズも発売され、乳児も含めて有用であると報告されている[7]。

3. LMA CTrach™

Fastrach™を介した気管挿管は、盲目的に気管チューブを通すことによっても可能であるが、成功率を上げるには技術が必要である。経LMA挿管をより確実にするには、気管支ファイバースコープを併用するのがよいが[8]、病院外の使用は煩雑なこともあり、制限がある。

最近に開発されたLMA CTrach™（以下、CTrach™）は、気管支ファイバースコープを使用せずにマスクの位置や気管チューブの走行状態の確認が可能な器具である（図5）。基本構造としては、従来のFastrach™に内視鏡とビデオ画面が備わったものである。内視鏡の先端は、喉頭蓋持ち上げ弁の中央に開けられた穴にあり、その映像は位置調整ハンドル近くに取り付けられたビデオ画面に写し出されるようになっている。マスクを挿入した後、ビデオ画像を見ながらChandy法などにより、マスクの開口部が声門に面するように微調整し、また気管チューブが正しく気管に挿入されていくのが確認できるようになっている。このLMAを用いた検討によると、マスクを挿入した時点では、開口部が適切に声門に面している確率は意外と低く、ハンドルで微調整を必要とすることが多いと報告されている[9]。

2 その他の声門上器具

LMAの発明以後、さまざまな声門上器具が開発されつづけている。その中でも最近に開発された器具について紹介する。

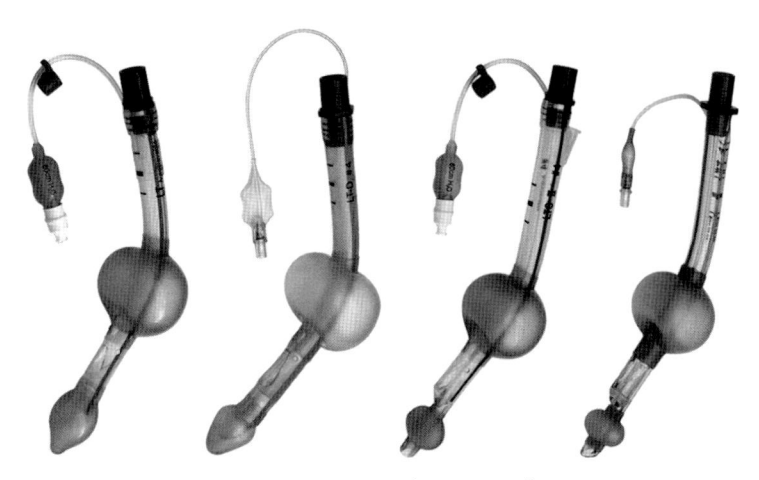

1. ラリンジアルチューブ

ラリンジアルチューブ（Laryngeal Tube）（図6）は、LMA以外の新しい声門上器具として注目されている[10,11]。ラリンジアルチューブはLMAのように喉頭を包み込んで換気を可能にするのではなく、麻酔ガスが食道に入るのを先端のカフで防ぐとともに、ガスが口腔や鼻腔から漏れるのをチューブ中央部のカフで防止する構造になっている。数年前に開発されてからさまざまな改良が加え続けられており、2つのカフを膨らませるパイロットチューブが2本から1本になったことや、チューブ側面の開口部を1つから2つに増やした。ラリンジアルチューブをLMAと比較した場合の長所と短所が指摘されている（表1）。本邦では、救急救命士による心肺蘇生時の使用頻度が増加してきている[12]。またチューブの先端にも開口部をつけ、ProSeal™のように胃内容物の除去を可能にした器具（LT-S II）も開発された（図6）[10]。さらにこれらのディスポーザブル製品も販売されている（図6）。

2. コブラエアウェイ

コブラエアウェイ（Perilaryngeal Airway；CobraPLA）（図7）は、器具の先端が蛇のコブラに似ているため、こう呼ばれる。Alferyの考案品で、先端部位を下咽頭に挿入し、先端から

図6　各種ラリンジアルチューブ
左から再使用型ラリンジアルチューブとそのディスポーザブル、再使用型ラリンジアルチューブ S-II とそのディスポーザブル。

表1　LMAとラリンジアルチューブの特徴差[11]

	LMA			ラリンジアルチューブ
	Classic™	Fastrach™	ProSeal™	
挿入成功率	95-100%	95-100%	90-100%[a]	95-100%
頭頸部水平固定時の挿入の容易度	比較的困難	比較的容易	比較的容易	困難、不可能
器具の位置調整	<5%	<5%	<5%	0-25%
術中の気道閉塞	<5%	不明[b]	<5%	0-15%
器具周囲からのガス漏れが起こる気道内圧	15-20cmH$_2$O	25-30cmH$_2$O	25-30cmH$_2$O	25-30cmH$_2$O
胃酸逆流	0-90%	不明	不明	不明
器具を介した気管挿管	可	可	不可	不可

a）一回目の挿入の成功率はClassic™に比して有意に低い。
b）Fastrach™のチューブは硬い金属製で粘膜に圧迫が加わり続ける危険性があるため、長時間使用するのはふさわしくない。

数センチ手前にあるカフを膨らませることにより、麻酔ガスの漏れを防ぐ構造になっている。ラリンジアルチューブと違い、先端部はカフでなく、コブラの頭状に成型されている[1,13]。これを介した気管挿管も報告されているが、これの有用性は不明である。コブラエアウェイも最近改良が加えられ、換気チューブが直線的な形状から、硬口蓋の形状に沿う彎曲がつけられた（図7）。

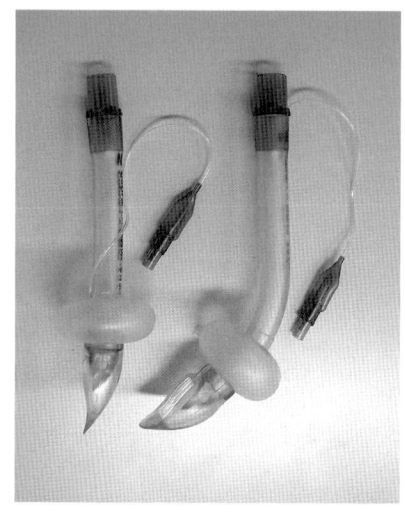

図7　コブラエアウェイ（左）と
新型コブラエアウェイ（右）

3. PAXエアウェイ

PAXエアウェイ（PAxpress）は、コブラエアウェイと同類であるが、先端がブラシのようになっている（**図8**）[14]。これを介して気管挿管が可能ではあるが、成功率はLMAの場合より低い[14]。

4. AMDエアウェイ

AMDエアウェイ（Airway Management Device）は、構造的にはラリンジアルチューブと同様であるが、素材が硬く、他の器具に比して性能がよくないとの意見がいくつか出された[15]。その後に改良が加えられたが、それでもあまり有用とは言えないようである[16]。

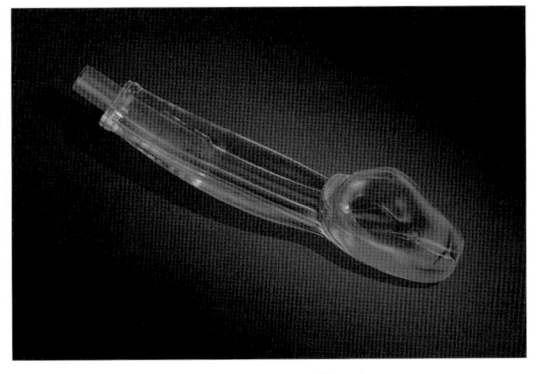

5. I-gelエアウェイ

I-gelエアウェイ（**図9**）は、ヒトの咽頭腔の構造をモデルに作成された器具で、基本的にLMAのように喉頭を包み込むことにより、換気を可能にする[17]。本製品は、カフはなく、ゲル状の柔らかい素材によって喉頭を包む形に成型されている（**図9**）[17]。65遺体での検討では、換気口は常に声門に面していたと報告されている[17]。

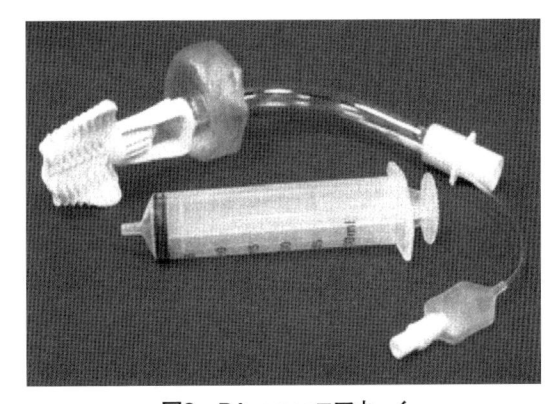

図8　PAxpressエアウェイ

図9　I-gelエアウェイ

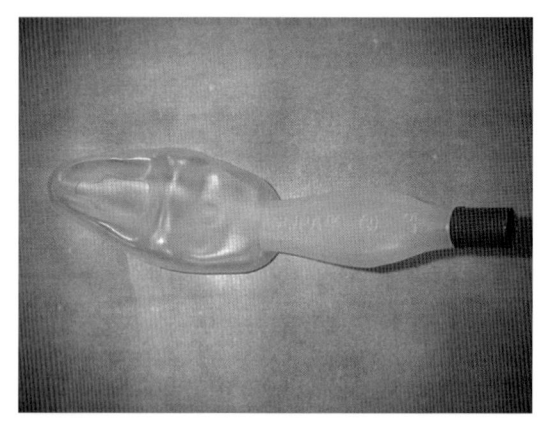

6. SLIPAエアウェイ

　SLIPAエアウェイは、Streamlined Liner of the Pharynx Airwayの略で、形状がスリッパに似ているため、こう呼ばれる（**図10**）[18]。この器具の特徴は、その内部に液体が溜まる空間があることである。これにより、もし胃内容物が口腔内に逆流してきても、この空間に液体が溜まり、誤嚥を防止、軽減できる、という理論上の利点がある[18]。マネキンの胃内容物逆流モデルで有効に誤嚥を防止できたと報告されている[18]。

7. Elishaエアウェイ

　Elishaエアウェイ（**図11**）は、他の声門上器具と構造が違い、口腔エアウェイのような形状となっている。チューブには3つの腔があり、それぞれ換気用、気管挿管用、胃管挿入用に用いられる。これにより、気管挿管を試みている間も、換気孔より換気を継続することができる利点がある。また高い成功率で盲目的挿管が可能であると報告されている[19]。

図10　SLIPAエアウェイ

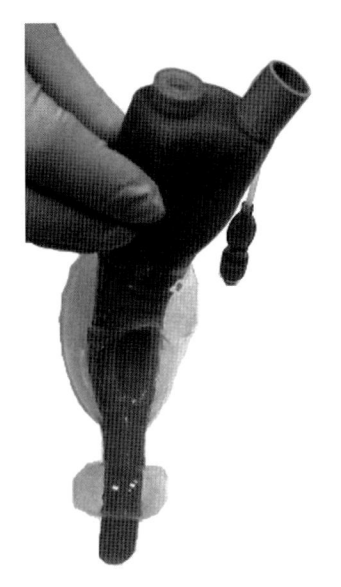

図11 Elisha エアウェイ

3 結語

　LMA社のLMAの発売以来、同社からさまざまなバリエーションが開発された。また特許切れにより各社がLMA類似品を発売している。そのほか、声門上気道確保器具がいくつも開発されつつあり、その多くは常に改良が加えられ続けている。しかし、これらの多種多様の器具のうち、各症例でどれが最も相応しいかを決めるに十分なデータが揃っていない、と言わざるを得ない。中にはすでにあまり有用でないものも示されているため、常に発表される研究論文や報告を読むことによって、より相応しい器具を選んでいく必要があろう。

【引用文献】

1) van Zundert A, Al Shaikh B, Brimacombe, Koster J, Koning D, Mortier EP. Comparison of three disposable extraglottic airway devices in spontaneously breathing adults : the LMA-Unique, the Soft Seal laryngeal mask, and the Cobra perilaryngeal airway. Anesthesiology 2006 ; 104 : 1165-9.
2) Al Shaikh B, Van Zundert A. Comparison of the Softseal laryngeal mask airway and the LMA-Unique. Anaesthesia 2006 ; 61 : 402-3.
3) van Zundert AAJ, Fonck K, Al-Shaikh B, Mortier E. Comparison of the LMA-classic with the new disposable Soft Seal laryngeal mask in spontaneously breathing adult patients. Anesthesiology 2003 ; 99 : 1066-71.
4) Cook TM, Trumpelmann P, Beringer R, Stedeford J. A randomised comparison of the Portex Softseal laryngeal mask airway with the LMA-Unique during anaesthesia. Anaesthesia 2005 ; 60 : 1218-25.
5) Hagberg CA, Jensen FS, Genzwuerker HV, Krivosic-Horber R, Schmitz BU, Hinkelbein J, Contzen M, Menu H, Bourzoufi K. A multicenter study of the Ambu laryngeal mask in nonparalyzed, anesthetized patients. Anesth Analg 2005 ; 101 : 1862-6.
6) Brain AI. The development of the laryngeal mask-a brief history of the invention, early clinical studies and experimental work from which the laryngeal mask evolved. Eur J Anaesthesiol 1991 ; Supplement 4 : 5-17.
7) Goldmann K, Roettger C, Wulf H. The size $1^{1}/_{2}$ ProSeal laryngeal mask airway in infants : a randomized, crossover investigation with the Classic laryngeal mask airway. Anesth Analg 2006 ; 102 : 405-10.
8) Asai T, Eguchi Y, Murao K, Niitsu T, Shingu K. Intubating laryngeal mask for fibreoptic intubation--particularly useful during neck stabilization. Can J Anaesth 2000 ; 47 : 843-8.
9) Liu EH, Goy RWL, Chen FG. The LMA CTrach, a new laryngeal mask airway for endotracheal intubation under vision : evaluation in 100 patients. Br J Anaesth 2006 ; 96 : 396-400.
10) Asai T, Shingu K. Laryngeal tube (review). Br J Anaesth 2005 ; 95 : 729-36.
11) 浅井 隆. ラリンジアルマスクとラリンジアルチューブ. Anet 2005 ; 9 : 20-6.
12) Asai T, Moriyama S, Nishita Y, Shingu K. Use of the laryngeal tube during cardiopulmonary resuscitation of 300 patients. Difficult Airway Society meeting 2006, abstract.
13) Akca O, Wahwa A, Sengupta P, Durrani J, Hanni K, Wenke M, Yucel Y, Lenhardt R, Doufas AG, Sessler DI. The new perilaryngeal airway (CobraPLA) is as efficient as the laryngeal mask airway (LMA) but provides better airway sealing pressures. Anesth Analg 2004 ; 99 : 272-8.
14) Dimitriou V, Voyagis GS, Iatrou C, Brimacombe J. The PAxpress is an effective ventilatory device but has an 18% failure rate for flexible lightwand-guided tracheal intubation in anesthetized paralyzed patients. Can J Anaesth 2003 ; 50 : 495-500.
15) Cook TM, Porter MV. Randomized comparison of the classic Laryngeal Mask Airway™ with the Airway Management Device™ during anaesthesia. Br J Anaesth 2003 ; 91 : 672-7.
16) Sivasankar R, Bahlmann UB, Stacey MR, Sehgal A, Hughes RC, Hall JE. An evaluation of the modified Airway Management Device. Anaesthesia 2003 ; 58 : 558-61.
17) Levitan RM, Kinkle WC. Initial anatomic investigations of the I-gel airway : a novel supraglottic airway without inflatable cuff. Anaesthesia 2005 ; 60 : 1022-6.
18) Miller DM, Light D. Laboratory and clinical comparisons of the Streamlined Liner of the Pharynx Airway (SLIPA) with the laryngeal mask airway. Anaesthesia 2003 ; 58 : 136-42.
19) Vaida SJ, Gaitini D, Ben David B, Somri M, Hagberg CA, Gaitini LA. A new supraglottic airway, the Elisha Airway Device : a preliminary study. Anesth Analg 2004 ; 99 : 124-7.

〔浅井　隆〕

和文索引

■あ
亜酸化窒素 100
アップダウン法 51
アデノイド切除術 86

■い
胃管 37
一側肺換気 94
胃内圧 23

■え
エアウェイチューブ 46
エラスティックブジー 37
円滑な挿入法 19
嚥下運動 23

■お
嘔吐 19
嘔吐反射 17

■か
下顎挙上 17, 22
覚醒 22
覚醒下開頭術 88
下部食道括約筋圧 33
カフ内圧 100
ガムエラスティックブジー 94
眼科手術 86
換気困難 58
換気設定 22

■き
気管支鏡 96
気管支ファイバースコープ 55
気管支ファイバースコープガイド下挿管 44
気管支ブロッカ 94
気管切開 95
気管挿管 10, 53, 84
気管挿管中の陽圧換気 59
気管挿管の必要性 3
気管チューブ 47, 54
気管チューブ交換 62
気管チューブ進行困難 44
気道確保困難 68
気道確保困難症 71
気道合併症 17
気道内圧 8
気道反射 17, 22
気道閉塞 8, 20, 98
気腹圧 92
胸腔鏡手術 94
禁忌 4
筋弛緩薬 19

■け
経皮的気管切開 95
経鼻用RAEチューブ 59
血圧低下 17

■こ
喉頭蓋挙上バー 54
喉頭蓋の浮腫 58
喉頭痙攣 17, 19, 22, 28
喉頭の外傷 52
喉頭浮腫 63
喉頭浮腫評価法 64
誤嚥 4, 5, 100
誤嚥性肺炎の危険度 5
誤嚥の危険性の高い要因 6
誤嚥の頻度 4
呼吸困難 23
呼吸抑制 21
誤挿入 76
コブラエアウェイ 109

■さ
鎖骨手術 85

■し
ジェットスタイレット 64
歯科治療 96
事故抜管 9
耳内手術 86
自発呼吸 21
耳鼻科手術 86
死亡数 4
手術刺激 19
小児用ProSeal™ 108
静脈麻酔薬 16
睫毛反射 17

食道穿孔　58
心臓手術　3

■す
スニッフィング位　31
スリット　50
スリップジョイント　47

■せ
咳　17, 23
舌下神経麻痺　100
セボフルラン　18

■そ
挿管困難　94
挿管中の陽圧換気能力　60
ソフトシールLMA　106

■ち
チアミラール　18
長時間手術　100

■て
低酸素血症　22
適応　2, 84
適切な深度の麻酔　19

■と
トラキライト™　58

■な
内視鏡用シーベルコネクタ　60

■に
乳房切断術　85
2腔気管支チューブ　94

■は
パイロットバルーン　49
抜去　22
抜去用ロッド　50, 55
バッキング　62
バブル法　38
反回神経損傷　63
反回神経麻痺　100

■ひ
肥満患者　93

■ふ
不安定頸椎症　78
普及率　2
腹臥位　98, 99

■腹臥位手術　98
腹腔鏡手術　92
副鼻腔手術　88
プロポフォール　16
プロポフォールの投与量　17

■へ
閉塞性肺水腫　22
扁桃摘出術　86

■ほ
放射線治療　88

■ま
麻酔時間　21, 23
麻酔深度　19

■も
盲目的気管チューブ挿入　52

■よ
陽圧換気　21, 22

■ら
ラリンジアルチューブ　109

欧文索引

■A
AMDエアウェイ　111
ASA Difficult Airway Algorithm　44

■B
BIS（Bispectral Index）　20

■C
Cannot Ventilate Cannot Intubate（CVCI）状態　46
Chandy手技　55
Chandy法　35, 36
Classic™　28
Classic™を用いた挿管法　44
Classic™を用いた気管挿管法　47
CTrach™　108

■D
DAS　71
downfolding　50, 57

■E
Elishaエアウェイ　112

■F
Fastrach™　34, 53
Fastrach™専用チューブ　54
Fastrach™による換気困難　47
Fastrach™による気管支ファイバースコープガイド下挿管　56
Fastrach™による光ガイド下挿管　58
Fastrach™による盲目的挿管　55
Fastrach™を用いた挿管法　44
Flexible™　98

■I
I-gelエアウェイ　111

■L
L字コネクター　39

■M
MAC　20
MAC_{LMA}　18

■O
one lung ventilation　94

■P
PAXエアウェイ　111
ProSeal™　37

■S
SLIPAエアウェイ　112

■U
Unique™　106
up and down manoeuvre　57

どこまでできるかラリンジアルマスク
──エビデンスに基づく有用性と限界──

〈検印省略〉

2007年6月1日　第1版第1刷発行

定価（本体3,800円＋税）

　　著　者　安本 和正・浅井　隆
　　発行者　今井　良
　　発行所　克誠堂出版株式会社
　　　　　　〒113-0033　東京都文京区本郷3-23-5-202
　　　　　　電話（03）3811-0995　振替00180-0-196804

ISBN978-4-7719-0325-8 C3047 ¥ 3800 E　　印刷　三報社印刷株式会社
Printed in Japan　©Kazumasa Yasumoto, Takashi Asai 2007

・本書の複製権・翻訳権・上映権・譲渡権・公衆送信権（送信可能化権を含む）は克誠堂出版株式会社が保有します。
・[JCLS]〈㈱日本著作出版権管理システム委託出版物〉
本書の無断複写は著作権法上での例外を除き禁じられています。複写される場合は，そのつど事前に㈱日本著作出版権管理システム（電話 03-3817-5670, FAX 03-3815-8199）の許諾を得てください。